AF360947

NEURASTHÉNIE

(ÉPUISEMENT NERVEUX)

PAR

Le Dr A. MATHIEU

MÉDECIN DES HOPITAUX

PARIS

J. RUEFF ET Cie, ÉDITEURS

106, BOULEVARD SAINT-GERMAIN

1892

Tous droits réservés

BIBLIOTHÈQUE MÉDICALE

PUBLIÉE SOUS LA DIRECTION

DE MM.

J.-M. CHARCOT	C.-M. DEBOVE
Professeur a la Faculté de médecine	Professeur a la Faculté de médecine
de Paris	de Paris
Membre de l'Institut.	Médecin de l'hôpital Andral.

BIBLIOTHÈQUE MÉDICALE

CHARCOT-DEBOVE

VOLUMES PARUS DANS LA COLLECTION

V. Hanot. — LA CIRRHOSE HYPERTROPHIQUE AVEC ICTÈRE CHRONIQUE.

G.-M. Debove et **Courtois-Suffit.** — TRAITEMENT DES PLEURÉSIES PURULENTES.

J. Comby. — LE RACHITISME.

Ch. Talamon. — APPENDICITE ET PÉRITYPHLITE.

G.-M. Debove et **Rémond** (de Metz). — LAVAGE DE L'ESTOMAC.

J. Seglas. — DES TROUBLES DU LANGAGE CHEZ LES ALIÉNÉS.

A. Sallard. — LES AMYGDALITES AIGUES.

L. Dreyfus-Brisac et **I. Bruhl.** — PHTISIE AIGUE.

P. Sollier. — LES TROUBLES DE LA MÉMOIRE.

De Sinety. — DE LA STÉRILITÉ CHEZ LA FEMME ET DE SON TRAITEMENT.

G.-M. Debove et **J. Renault.** — ULCÈRE DE L'ESTOMAC.

G. Daremberg. — TRAITEMENT DE LA PHTISIE PULMONAIRE, 2 vol.

Ch. Luzet. — LA CHLOROSE.

E. Mosny. — BRONCHO-PNEUMONIE.

A. Mathieu. — NEURASTHÉNIE.

POUR PARAITRE PROCHAINEMENT

L. Galliard. — LE PNEUMOTHORAX.

P. Yvon. — NOTIONS DE PHARMACIE NÉCESSAIRES AU MÉDECIN.

Auvard et **Caubet.** — DE L'ANESTHÉSIE CHIRURGICALE ET OBSTÉTRICALE.

H. Bourges. — LA DIPHTÉRIE.

N. Gamaléia. — LES POISONS BACTÉRIENS.

L. Capitan. — THÉRAPEUTIQUE DES MALADIES INFECTIEUSES.

Trouessart. — LA THÉRAPEUTIQUE ANTISEPTIQUE.

Juhel-Renoy. — TRAITEMENT DE LA FIÈVRE TYPHOIDE.

Catrin. — LE PALUDISME CHRONIQUE.

Paul Blocq. — LES TROUBLES DE LA MARCHE DANS LES MALADIES NERVEUSES

J. Gasser. — LES CAUSES DE LA FIÈVRE TYPHOIDE.

Chaque volume se vend séparément, Relié : 3 fr. 50

NEURASTHÉNIE

(ÉPUISEMENT NERVEUX)

CHAPITRE PREMIER

PRÉAMBULE. — DÉFINITION. — HISTORIQUE

On pensera peut-être que le besoin d'une nouvelle
étude de la neurasthénie ne se faisait nullement sentir
et que le public médical pouvait très bien, pour le moment, se contenter des deux ouvrages, également remarquables, bien qu'assez différents l'un de l'autre,
qu'ont publiés récemment MM. Bouveret et Levillain[1].

Il a semblé cependant que l'histoire de cet état névropathique devait trouver naturellement sa place
dans la collection de monographies à laquelle appartient le présent volume. C'est en effet un sujet plein
d'actualité qui soulève les questions les plus importantes de pathologie générale ; c'est d'autre part un
sujet dont la connaissance importe au plus haut point
au médecin soucieux avant tout des nécessités de la
pratique.

1. Levillain, *La neurasthénie*, maladie de Beard, 1891. Bouveret,
La neurasthénie; épuisement nerveux. Deuxième édition, 1891.

Notre intention n'est pas de donner un simple résumé des ouvrages récents; nous désirons insister spécialement sur certains points de l'histoire de la neurasthénie. Nous nous occuperons plus particulièrement de sa description clinique, de sa pathogénie, de sa nature et de son traitement.

La description clinique de cet état névropathique a été fort bien faite par les auteurs qui nous ont précédé. Cependant, entraînés par le désir et le besoin de l'exactitude, ils ont peut-être donné une importance exagérée aux formes cliniques qu'ils ont multipliées à l'excès. C'est ainsi que M. Bouveret admet *neuf* formes de la neurasthénie proprement dite, et ce n'est pas tout ! A propos de la neurasthénie et de l'hystéro-neurasthénie il indique encore quatre formes différentes. Cela fait donc treize formes au total. Il y a de quoi effrayer les lecteurs les plus courageux et cela sans grand profit pour la clinique. Nous avons essayé de simplifier le tableau des formes cliniques, et, pour cela, nous avons profité de l'exemple donné par M. P. Blocq.

Nous donnerons une large place à l'étude de la pathogénie et des limites de la neurasthénie.

Il y a là une question fondamentale à propos de laquelle il faut prendre nettement position. La neurasthénie est-elle secondaire ou primitive, a-t-elle des frontières naturelles ? Nous aurons ainsi à examiner les rapports de la neurasthénie et de la dyspepsie, de la neurasthénie et des maladies de l'appareil génital, puisqu'on a voulu la subordonner soit à la dilatation de l'estomac, soit à l'entéroptose, soit aux lésions ou aux troubles de l'appareil génital chez l'homme ou chez la femme.

Nous espérons démontrer, — et aux arguments déjà donnés, nous ajouterons des arguments nouveaux, — que la neurasthénie est le fait primitif; que la dyspepsie lui est subordonnée, et que ni l'entéroptose, ni la dilatation de l'estomac et l'auto-intoxication d'origine stomacale n'ont la portée générale qu'on leur a attribuée.

Ayant établi que la neurasthénie est l'expression directe, sans intermédiaire d'un état particulier de névropathie, nous aurons à chercher quelles sont ses limites et ses relations avec les autres états névropathiques. C'est encore là un point sur lequel les auteurs sont loin d'être d'accord.

Il faut ici étudier les rapports de la neurasthénie, d'une part avec le nervosisme vague, l'arthritisme, l'hystérie, l'épilepsie, etc., et rechercher d'autre part quelle place elle tient dans l'hérédité nerveuse. Peut-elle oui ou non prendre place dans la famille névropathique?

Ce sont là des chapitres de critique, qui empruntent une partie de leur intérêt aux discussions pendantes. Ici comme partout, la thérapeutique sera la conséquence directe et obligée de la conception pathogénique de l'état morbide étudié. Nous lui donnerons une place relativement étendue.

Tel est notre programme; pour le remplir, pour n'être pas trop inférieur à notre tâche, nous comptons beaucoup nous inspirer de l'enseignement et des conseils de M. Charcot dont nous partageons complètement la façon de voir. Nous sera-t-il permis de dire que, n'ayant pas eu l'honneur d'être son élève, nous sommes arrivé en dehors de lui et par des voies différentes, à une conception identique à la sienne des relations de la neurasthénie et de la dyspepsie? Or la nature de ces relations est un point important dans l'histoire de cet état morbide.

La *définition* de la neurasthénie doit être, en bonne logique, la conclusion même d'une étude de nosographie et de critique pathogénique semblable à celle que nous entreprenons.

Et bien! on ne peut, à l'heure actuelle définir la neurasthénie ni par son principe pathogénique et étiologique, comme on le ferait du charbon ou de la fièvre typhoïde, ni par sa lésion, puisqu'elle n'en présente pas de connue, ni par sa physiologie pathologique, puisqu'elle est à peu près complètement ignorée. Force est, dans ces conditions, de se borner à donner une description en raccourci, et à formuler brièvement les rapports de l'ensemble clinique ainsi déterminé avec le groupe d'états névropathiques, avec ou sans lésions, qui constitue la famille névropathique.

Qu'est-ce donc que la neurasthénie?

C'est un état de faiblesse, — de faiblesse irritable est-il bon d'ajouter, — du système nerveux indépendant d'une lésion d'un trouble de la nutrition, d'une auto-intoxication dont on puisse dès maintenant indiquer la nature.

Cette faiblesse irritable se traduit à l'observation clinique par un ensemble de symptômes que M. Char-

cot considère comme les stigmates de la neurasthénie :
c'est la céphalée, l'insomnie, la dépression cérébrale,
l'asthénie neuro-musculaire, la rachialgie et la dyspepsie par atonie gastro-intestinale. Ces symptômes ainsi
réunis, caractérisent un état nerveux qui ne se peut
confondre avec aucun autre complexus névropathique.

La neurasthénie est le plus souvent la conséquence
d'un surmenage dans lequel le travail intellectuel, le
chagrin, les inquiétudes, le vif sentiment de la responsabilité jouent le rôle principal. Elle se produit plus
facilement, est plus grave et plus tenace chez les individus qui portent une tare héréditaire névropathique.
Souvent, chez eux, elle se lie à de vrais phénomènes de
vésanie, de dégénérescence.

A leur tour les neurasthéniques peuvent engendrer
des névropathes de divers ordres qui prennent place à
des titres différents en haut ou en bas de l'échelle des
dégénérescences névropathiques héréditaires. On conçoit dès lors comment la reproduction incessante des
mêmes causes de surmenage, d'irritation et de dépression, et la concentration de l'hérédité dans certaines familles et dans certaines races, peuvent faire de la neurasthénie une chose des plus communes dans ces races
et dans ces familles.

Nous avons par les propositions qui précèdent, et
dont notre travail devra démontrer le légitimité, délimité d'une façon nette le domaine de la neurasthénie
et marqué sa place dans la famille des névropathies.
Cette conception, basée exclusivement sur l'observation clinique, indépendante de toute hypothèse patho-

génique, — et c'est là sa force et peut-être son mérite, — représente exactement ce qu'enseigne M. Charcot depuis plusieurs années.

Il est curieux de jeter un regard rétrospectif sur l'histoire de la neurasthénie ; et de voir comment s'est dégagée la formule nosographique que nous venons de donner. Ce chapitre de l'histoire de la médecine ne manque pas d'intérêt ; il est en même temps très instructif. On voit, en effet, les diverses doctrines, les diverses théories médicales s'appliquer tour à tour à l'interprétation de phénomènes d'observation commune, car la névropathie vague et la neurasthénie ne sont pas nées de nos jours et les observateurs de tous les temps ont eu à compter avec elles. Les idées théoriques, préconçues nuisent à l'observation et empêchent de faire le groupement naturel, que seule peut donner l'observation clinique exempte de toute idée doctrinale.

La fréquence, la prédominance des phénomènes dyspeptiques a surtout attiré l'attention des chefs d'école vers l'estomac et l'intestin. De là, par des procédés différents, on a fait partir le principe même de la maladie, et on retrouve successivement l'atrabile, l'archée gastro-splénique de Van Helmont, la gastro-entérite de Broussais, les actions réflexes, la modification de la constitution du sang consécutive à la dyspepsie et invoquée surtout par Beau, et, enfin tout récemment l'auto-intoxication de Bouchard, le chimisme de Hayem et l'entéroptose de Glénard. Le tableau n'est-il pas des plus curieux ? Nous n'y insisterons pas ici ; nous proposant d'y revenir à loisir lorsque nous envisagerons et discuterons les rapports qui unissent la dyspepsie à la névropathie, lorsque nous chercherons à démontrer que ce n'est pas la névropathie qui est soumise à la dyspepsie, mais au contraire que celle-ci est conséquence et fonction de celle-là. Nous ne voulons pas y insister davantage ici, cela ferait inutilement double emploi.

Historique. — Les principaux symptômes de la neurasthénie, sont très nettement signalés déjà dans Hippocrate [1] qui note: « l'insomnie, l'anxiété nerveuse, les troubles de la vue, les tintements d'oreilles, les vertiges et une angoisse de la respiration. Ceux qui sont atteints de cette maladie ne peuvent demeurer sans manger, n'importe quelle nourriture ils prennent ; lorsqu'ils ont pris de la nourriture, ils sont tourmentés de rapports et de rots. Ils ont mal à la tête ; ils sentent des piqûres par tout le corps, tantôt en une partie, tantôt en une autre, ils ont les jambes pesantes et faibles. Ils se consument enfin et s'affaiblissent peu à peu. « (Leclerc ; *fragment du livre II des maladies d'Hippocrate.*)

Il est très important de constater l'ancienneté de la neurasthénie. Les termes nouveaux employés, la description saisissante donnée de nos jours par certains auteurs, par Beard surtout, pourraient faire penser qu'on se trouve en présence d'un mal nouveau, résultat de la civilisation et de la vie sociale que nous ont faites les révolutions successives, la vapeur et l'électri-

1. Levillain, *loc. cit.*, p. 1.

cité, conséquence du surmenage intellectuel et physique que nécessite la lutte pour la vie à notre époque. Que les conditions modernes de l'existence et de la concurrence vitale, que l'hérédité accumulée, que la condensation et l'extension de la tare névropathique l'aient rendue plus commune, cela paraît très vraisemblable, mais il est bon de constater que les anciens n'en étaient pas exempts, pas plus qu'ils n'étaient exempts du mal comitial.

Avec Galien apparaît la théorie de l'hypocondrie et de l'atrabile. Il ne faut pas prendre ici le terme hypocondrie dans son sens moderne. Il ne s'agit pas de la tendance à s'inquiéter, de l'anxiété maladive des personnes qui se croient à tort gravement frappées dans leur santé. Galien attribuait une importance pathogénique très grande aux organes situés sous les hypocondres, au foie, à l'estomac et à l'intestin qui produisent l'atrabile et l'envoient au cerveau qu'elle rend malade à son tour.

La confusion des états névropathiques est complète.

Sydenham au XVIIe siècle confond nettement l'hystérie et la névropathie, y compris naturellement la neurasthénie. « Stahl et Juncker, son élève, ne font qu'une seule histoire des deux maladies sous le nom de mal hypocondriaco-hystérique ; Stoll proclame également la même idée d'assimilation et décrit le paroxysme hystérique dans une étude sur l'affection hypocondriaque [1]. »

Ce fût Rob. Whytt (1767) qui tenta le premier de

1. Beau, *Traité de la dyspepsie*, p. 71.

séparer toute une série de troubles nerveux qui lui paraissaient ne pouvoir être classés ni dans l'hystérie ni dans l'hypocondrie [1]. « Les personnes sujettes aux maux de nerfs, dont certains méritent plutôt d'être qualifiés de nerveux, peuvent former trois classes : les symptômes offerts par les malades qui se trouvent dans la première de ces trois classes peuvent être nommés simplement *nerveux*, ceux de la seconde, hystériques, et ceux de la troisième, hypocondriaques [2]. »

Le nervosisme, l'état de névropathie générale comprenant la neurasthénie telle qu'on peut maintenant la concevoir, furent étudiés depuis Whytt, dans un nombre considérable de travaux que l'on pourrait, jusqu'à Beard et même après lui, diviser en trois grandes catégories :

1° Ceux qui ont surtout insisté sur la description clinique, mais en maintenant la confusion commise par les auteurs qui les avaient précédés ;

2° Ceux qui ont surtout insisté sur les rapports de l'état névropathique et de certains troubles fonctionnels, en particulier, de la dyspepsie ;

3° Ceux qui ont séparé du chaos des états névropathiques certains ensembles cliniques, d'une incontestable réalité, mais qui ne représentent qu'une partie de ce que renferme la maladie de Beard.

1° Parmi les premiers, ceux qui ont fait une descrip-

1. Levillain, p. 4.
2. Whytt, *Traité des maladies nerveuses, hypocondriaques et hystériques, trad. de l'anglais, Paris*, 1767, *II*, p. 224.

tion d'ensemble, et qui ont vu surtout le nervosisme général, on peut citer : Dupau (*Eréthisme nerveux*, 1819). — Dougens (*Névropathie ou vapeurs*, 1824). — Lauyer-Villermay (*Hystérisme ou hystéricisme*, 1832). — Cerise (*Névrose protéiforme*, 1841). — Monneret (*Névrose par épuisement*). — Sandras (*Cachexie nerveuse, état nerveux* 1859.) — Bouchut (*Nervosisme aigu et chronique*, 1860). — Brochin (*Maladies nerveuses, Dict. des sciences médicales.*) — Arndt (*Die Neurasthénie* 1885).

2° Parmi ceux qui ont vu avant tout le rapport de la névropathie et de la dyspepsie, il faut mentionner Van Helmont, avec son archée gastrique, Wepfer (1716), qui voit dans le tube digestif un président du système nerveux. C'est à peu près l'idée défendue il y a quelques années par M. Leven, qui voit dans le plexus solaire et le ganglion semilunaire une sorte de cerveau abdominal. Beau (*Traité de la dyspepsie*, 1866), donne une place considérable aux phénomènes nerveux dans la dyspepsie ; le système nerveux peut d'après lui être intéressé de trois façons différentes : immédiatement par voie réflexe, secondairement en vertu de l'anémie, et enfin, en raison des modifications qu'amène dans sa substance le vice général de la nutrition.

Ce que Beau attribuait à l'action réflexe, à l'anémie, et au mauvais état de la nutrition organique, M. Bouchard, dans des travaux retentissants, l'a rapporté à l'auto-intoxication qui résulte de la dilatation et de la stase gastrique. M. Hayem paraît se rapprocher plus encore de Beau et attribuer une importance primordiale à la viciation du chimisme stomacal. Pour M. Glénard tout dérive de l'entéroptose, et surtout d'une lésion indéterminée du foie. Nous discuterons à fond toutes ces théories à propos de la pathogénie. Nous voulons seulement marquer ici quelle est la place de ces conceptions systématiques dans l'histoire des névropathies et de la neurasthénie.

3° Certains auteurs ont séparé et décrit à part des complexus symptomatiques qui font partie intégrante de la neurasthénie, et qui en représentent des formes cliniques plus ou moins distinctes. C'est ainsi que l'irritation spinale de Stilling (1850) et la névralgie générale de Valleix correspondent à peu près à ce qu'on a décrit depuis, comme la forme myélopathique de la neurasthénie. La névropathie cérébro-cardiaque de Krishaber (1873), la maladie cérébro-gastrique de Leven (1879) représentent des formes de neurasthénie dans lesquelles prédominent les accidents cérébraux, cardiaques et dyspeptiques : elles n'embrassent pas la neurasthénie tout entière.

Voici le terrain déblayé, et nous pouvons maintenant parler de l'œuvre de Beard, et des auteurs qui ont accepté sa façon de voir.

Beard, observant en Amérique a été particulièrement frappé par l'existence fréquente chez ses compatriotes d'un état névropathique particulier dans lequel prédominait l'épuisement nerveux. Il se figurait que cet état morbide était spécial aux Américains.

Ses premières publications qui datent de 1868 et 1869, n'eurent aucun succès; elles ne trouvèrent nulle part d'écho. Elles n'attirèrent réellement l'attention que plus de dix ans après, lorsque Beard eût publié son livre sur l'épuisement nerveux, livre que l'on peut considérer en quelque sorte comme la bible de la neurasthénie [1].

Depuis cette époque, la littérature a vu éclore un nombre considérable de publications relatives à la neurasthénie. Nous ne citerons que les principales.

Weir Mitchell [2] a décrit la forme féminine de la neurasthénie et proposé un système de thérapeutique basé sur l'hygiène qui est certainement ce qu'on peut faire de mieux contre les cas extrêmes d'épuisement nerveux, surtout chez les femmes.

M. Huchard [3] a été le premier à donner en France une description didactique de la maladie de Beard ; il a particulièrement insisté sur les rapports de la neurasthénie et de l'arthritisme : la neurasthénie est pour lui une névrose d'origine arthritique.

Citons encore ici une leçon de Ziemssen, dans laquelle les limites de la neurasthénie sont exposées avec un grand sens clinique, et dans laquelle les symptômes importants sont sobrement, mais nettement mis en relief [4].

1. Beard. *A practical treatise on nervous exhaustion (neurasthenia) its causes, symptomes and sequences*. New-York, 1880, nouvelle édition, 1888.

2. Weir Mitchell, *Du traitement de la neurasthénie*, Traduct. française. Paris, 1881.

3 Axenfeld et Huchard, *Traité des névroses*. Paris, 1883.

4. Ziemssen, *Die Neurasthenie und ihre Behandlung*. Leipzig, 1887.

L'intervention de M. Charcot peut être considérée comme faisant date dans l'histoire de la neurasthénie. Ici comme toujours, le maître de l'École de la Salpêtrière a appliqué à l'étude de cet état morbide ses principes de groupement nosographique fondé sur l'observation clinique sans souci de l'interprétation théorique.

Il connaissait depuis longtemps ces névropathes. ces épuisés plus ou moins irritables ; il avait été frappé de la fréquence chez eux de la céphalée avec sensation de compression, de casque trop lourd ou trop étroit, et, il avait pris l'habitude, en tête de ses observations, et comme point de repère à son usage personnel, d'inscrire la qualification de *galeatus*. Il n'eût donc pas de peine à retrouver dans les neurasthéniques de Beard, ses propres malades, ses *galeati*.

L'attention éveillée sur ce point, il étudia de plus près les très nombreux névropathes qui se présentent à la consultation de la Salpêtrière et il distingua bientôt parmi eux un certain nombre de types morbides, variables d'aspect, mais ayant des traits communs, des symptômes communs dont il fit les stigmates de la neurasthénie. C'est ainsi qu'il avait établi auparavant les stigmates de l'hystérie. La limitation de la neurasthénie n'était du reste possible que parce que déjà était faite la limitation de l'hystérie, cela d'autant mieux que ces deux névroses coïncident souvent, ainsi que cela se voit en particulier dans l'hystéro-neurasthénie d'origine traumatique.

On trouvera l'enseignement de M. Charcot relativement à la neurasthénie et à l'hystéro-neurasthénie dans ses leçons du mardi (1888-1889). Pour ce qui touche l'hystéro-neurasthénie on pourra consulter d'une façon spéciale la thèse de M. G. Guinon [1] et le livre de M. Bouveret [2].

Deux traités de la neurasthénie ont paru en France qui tous les deux s'inspirent à la fois de l'œuvre de Beard et de celle de M. Charcot, le traité de M. Levillain [3] et celui de M. L. Bouveret auquel nous venons de faire allusion.

Le travail de M. Levillain a été écrit sous l'inspiration directe de M. Charcot, dont il expose surtout la façon de voir.

Dans le traité de M. Bouveret on trouvera un certain nombre d'idées personnelles et, en particulier une étude étendue sur la dyspepsie des neurasthéniques.

Le livre de Beard et les deux ouvrages que nous venons de mentionner nous serviront beaucoup pour la rédaction de l'œuvre d'exposition et de critique que nous entreprenons : il eût été injuste de ne pas en faire la déclaration préalable.

1. *Georges Guinon, Les Agents provocateurs de l'hystérie.* Th. de Paris, 1889.

2. *L. Bouveret, La neurasthénie, épuisement nerveux.* Deuxième édition, 1891.

3. F. Levillain, *La neurasthénie, maladie de Beard,* 1891.

CHAPITRE II

ÉTIOLOGIE

Considérations générales. — Les deux grands facteurs pathogéniques de la neurasthénie, c'est le surmenage du *système nerveux* et la *prédisposition* créée par l'hérédité. Nous examinerons dans un chapitre spécial en même temps que les rapports de la neurasthénie et des autres névroses, la place qu'elle tient dans la succession héréditaire des maladies du système nerveux, en la considérant successivement comme cause et comme effet. A ce moment nous aurons à nous demander si la prédisposition n'est pas toujours indispensable pour créer la neurasthénie.

La *cause élémentaire* pour ainsi dire de la neurasthénie, c'est le *surmenage du système nerveux*, le surmenage avec ses deux éléments fondamentaux, l'excès de travail ou d'excitation, l'insuffisance du repos et de la réparation.

Il n'est personne, parmi ceux qui fournissent un travail intellectuel, qui n'ait à certains moments éprouvé des phénomènes passagers de neurasthénie. Une séance de lecture, de rédaction, de calcul, de traduction... un peu trop prolongée vous donne une sensation de fatigue qui se traduit par de la lourdeur de tête, de la difficulté plus grande à fixer l'attention, à retenir les termes d'une question. Avec cela, quelquefois, de la fatigue de la vue, du brouillard devant les yeux, du malaise général, et chez quelques-uns un peu d'irritabilité. Tout cela se dissipe avec le repos ; le lendemain il n'y parait plus.

Quelquefois encore, le travail s'est prolongé pendan la nuit : c'est une lecture trop attachante, une œuvre de rédaction, de combinaison, des recherches urgentes On se couche tard, poursuivi encore par l'objet de sa veille. Le sommeil tarde à venir; on se retourne dans son lit, on s'agite sans pouvoir trouver le repos. Le lendemain matin en se levant on se sent fatigué, plus fatigué même qu'en se couchant. Qu'est-ce encore sinon une atteinte légère et passagère de neurasthénie? (Charcot

Il en est de même chez ceux qui ont passé leur soirée, sinon une partie de la nuit à boire et à fumer. Le lendemain matin, il y a de la courbature générale, de la céphalalgie, de l'inappétence; le travail est impossible ou tout au moins très difficile. Il y a parois de la tendance au vertige. A noter la sensibilité du cuir chevelu, également relevée dans la neurasthénie, et qui a sans doute valu à cet état bien connu des gens de vie irrégulière le terme significatif de « mal aux cheveux ». N'est-ce pas là encore de la neurasthénie passagère: neurasthénie *a crapulâ* pourrait-on dire.

Sous l'influence d'une émotion vive, la neurasthénie se révèle encore par une sensation particulière que traduit admirablement la phrase consacrée : « On a les bras et les jambes coupés. » C'est là non une image, mais l'expression d'une sensation réellement éprouvée.

De ces atteintes superficielles de neurasthénie, les forts, les purs de toute tare héréditaire, se débarrassent aisément et rapidement. Elle disparait comme disparait la sensation de la fatigue après un exercice inaccoutumé ou plus prolongé que d'habitude.

Mais que ces causes de surmenage ne soient plus séparées par un intervalle suffisant, qu'elles se reproduisent à bref délai, elles s'ajouteront en quelque sorte les unes aux autres, et la neurasthénie vraie, la neurasthénie permanente, surviendra, plus ou moins accentuée, plus ou moins tenace, en raison de l'effet composé de ces deux facteurs, l'intensité des causes et le peu de résistance du sujet.

La vie sociale, surtout la vie dans les grandes villes, telle que l'a faite la civilisation, accumule les causes de surmenage nerveux.

Les compétitions sont très vives, la concurrence très âpre dans toutes les carrières, libérales, commerciales, industrielles. On veut aller plus haut, toujours plus haut. (Ziemssen). Après avoir beaucoup travaillé pour parvenir à une situation élevée, on se trouve en présence d'une tâche fatigante et d'une lourde responsabilité. Sous prétexte de se reposer, de se distraire, on s'impose de nouvelles fatigues, des diners, des soirées, des représentations théâtrales. Comme vacances, des voyages devant la fatigue desquels on reculerait

s'ils avaient un but utile. Dans certains milieux on vit
plus la nuit que le jour. A Saint-Pétersbourg dit
M. Melchior de Vogüé[1], les nuits se passent à courir en
traîneaux avec une vitesse vertigineuse, en soupers, en
parties fines dans les cabarets à la mode. On fait venir des tziganes et l'on se grise de leur musique et de
leur chant passionné. Il est, dit-il, certaines dames
qu'on ne voit jamais le jour ; il est vrai que celles-là
n'auraient peut-être rien à y gagner. Or la neurasthénie serait d'une fréquence extrême dans les hautes
classes russes.

Cela n'a rien d'étonnant d'après le tableau qu'on
nous fait, de la vie que mènent à Saint-Pétersbourg,
ceux qui sont « dans le train ».

Faut-il accuser avec M. Levillain les tendances de
l'art moderne ? « La musique moderne surtout, le plus
souvent savante et recherchée, outre qu'elle exige,
pour son étude et son interprétation une réelle et quelquefois excessive tension intellectuelle, possède en
outre, grâce à ses multiples et parfois très bruyantes
combinaisons harmoniques, la malheureuse propriété
d'être enivrante et trop fatigante pour les nerveux et
les névropathes ; dans ces conditions, elle constitue
une nouvelle cause de fatigue et d'épuisement. »

M. Levillain évidemment n'aime pas Wagner. Les
neurasthéniques sont-ils donc plus nombreux parmi
les amateurs de Wagner, que parmi ceux de Mozart ?

Ne pourrait-on combattre les fâcheux effets du Tann-
haüser, des Niebelungen, de Lohengrin, par des audi-

1. *Les grandes capitales.* Saint-Pétersbourg.

tions sagement mesurées de la Flûte enchantée ou de la Dame blanche !

M. Levillain s'en prend également aux tendances du théâtre et de la littérature modernes. « Les tendances réalistes de l'école littéraire moderne poussent l'excès jusqu'à produire sur la scène les passions où les vices les plus malsains, les réalités les plus tristes de la vie, les maladies même les plus navrantes. On aime à donner en spectacle le tableau des plus noires misères ou des folies les plus extravagantes : on est allé jusqu'à jouer au théâtre l'hystérie, l'épilepsie et la folie. »

Est-ce aux tragédies anciennes qu'il faut attribuer l'existence notée par Hippocrate des phénomènes de la neurasthénie chez les Grecs. La distinction faite par M. Levillain peut paraître un peu littéraire, et, en fait de genèse de la neurasthénie il serait difficile d'établir la responsabilité relative de l'ami Fritz et de l'Assommoir.

Dans cet ordre d'idées, il ne faut pas non plus aller trop loin sous peine d'exagération, il faut laisser aux chroniqueurs la tirade à effet contre l'immoralité et le détraquement de nos contemporains.

La vie américaine, nous fournit des exemples très nets de surmenage permanent, d'excitation et de labeur sans repos suffisant dont la neurasthénie est l'aboutissant à peu près obligatoire. Les deux faits suivants que nous empruntons à Ziemssen méritent d'être cités, parce qu'ils sont aussi nets et aussi démonstratifs que possible. Ce sont de véritables expériences faites sur l'homme[1] et des expériences véritablement méthodiques.

« Un négociant d'un certain âge déjà, dirige un grand établissement à New-York ; depuis des années il éprouve de l'insomnie, une sensation de compression de la tête, de l'anxiété, etc. Voici les renseignements qu'il donne sur son genre de vie : Je travaille d'une façon appliquée de 8 heures du matin à 10 heures du soir. Je n'ai presque pas le temps de manger. Le plus souvent, je mange debout des mets refroidis et insipides. Le soir à 10 heures, je suis tellement fatigué que ce n'est qu'à grand'peine que je puis mettre mes livres au courant. Pendant la nuit, les affaires de la journée me trottent dans la tête de telle sorte que ce n'est guère que le matin que je puis trouver quelque repos. En me levant, je suis éreinté, et je dois boire quelques petits verres de cognac pour pouvoir me remettre au travail.

» Un jeune commerçant est incapable de tout travail intellectuel depuis des mois ; il a de l'insomnie, de l'agoraphobie. Voici quelle est son existence depuis des années. Nous travaillons de 8 heures du matin à 8 heures du soir. Pour déjeuner, nous n'avons qu'un quart d'heure. Le soir, les affaires terminées, nous nous réunissons quelques jeunes gens dans un café où nous mangeons et buvons joyeusement jusqu'à 2 ou 3 heures du matin. Je ne dors jamais assez, puisqu'à sept heures il faut que je sois debout. Lorsque j'ai à voyager pour mes affaires, je le fais la nuit, de façon à avoir mes journées libres. »

1. Ziemssen, *Die Neurasthénie und ihre Behandlung*, p. 5.

Nous sommes loin ajoute Ziemssen de la formule de
Kant : 8 heures de travail, 8 heures de récréation et
8 heures de sommeil.

Nous n'avons pas besoin d'en dire plus long pour
montrer comment la vie sociale de nos jours mène à
la névrose. On se surmène pour se créer une situation.
On prépare et l'on subit des examens ou des concours.
On se surmène pour gagner de l'argent. On se surmène
pour se faire un nom, pour éclipser ses rivaux. On se
surmène encore sous prétexte de plaisir et de repos.

Lorsque ce surmenage s'accumule de génération en
génération ; lorsque les individus absolument sains deviennent de plus en plus rares, l'état névropathique
peut être la caractéristique du tempérament de familles entières, de toute une race. De là la fréquence
des maladies nerveuses et de la neurasthénie chez les
Juifs, les Américains, les Slaves des hautes classes ;
nous y reviendrons en temps et lieu.

Nous allons maintenant passer en revue, en les ana-
lysant de plus près, les principaux facteurs étiologiques
de la neurasthénie : ce qui précède a surtout pour but de
-bien mettre en relief l'influence du milieu social.

Le milieu familial peut avoir aussi une importance
considérable, et, comme pendant à la folie à deux, on
voit quelquefois des malades faire de la neurasthénie à
deux : la mère et la fille dans un cas de Bouveret. Weir
Mitchell a du reste très bien fait ressortir l'influence du
milieu familial, et il en a tiré parti au point de vue de la
thérapeutique et de la guérison. En effet l'apitoiement
des proches, de la mère pour la fille, devient un aliment

de la névrose. Il y a une certaine volupté à être plaint et dorloté, et, de la part des malades, une certaine tendance inconsciente à se complaire dans les soins attendris et dans la compassion attentive de ceux qui les entourent. Il se fait un échange continuel de suggestion réciproque. Le milieu familial est une serre chaude pour la neurasthénie comme pour l'hystérie. C'est là une notion dont les conséquences ont une grande importance pratique.

Le surmenage sous toutes ses formes est un des facteurs sur lesquels nous avons déjà le plus insisté. Il convient d'y insister encore pour préciser quelques-uns de ses modes.

A propos du *surmenage intellectuel*, se pose une question pleine d'intérêt. Existe-t-il chez les enfants? Le fameux surmenage scolaire a-t-il toute l'importance que certains lui ont attribuée?

Les auteurs paraissent d'accord pour refuser le surmenage intellectuel et la neurasthénie aux jeunes enfants et même aux adolescents. On ne le verrait poindre chez les jeunes gens, qu'à la fin de leurs études, au moment des examens terminaux, des baccalauréats et des concours d'entrée dans les grandes écoles publiques. Il ne serait pas rare, en particulier, chez les polytechniciens.

« Le surmenage, dit M. Charcot, se produit seulement par des efforts de volonté dont les enfants sont incapables... Quand il s'agit à l'âge de seize, dix-sept, dix-huit ans, de commencer une carrière libérale, de passer des examens, le baccalauréat, par exemple, ou ceux qui sont exigés pour l'admission dans une école spéciale, alors la neurasthénie se montre fréquemment, et elle sévit souvent avec force et tenacité[1]. »

Le *surmenage moral* a une grande importance : il comprend toutes les passions dépressives.

La neurasthénie survient fréquemment à la suite de chagrins, d'anxiété prolongée, de revers de fortune, de projets contrariés, d'amours malheureuses...., etc.

La maladie et la mort des proches parents, de l'un des époux, des enfants, ont souvent une influence de ce genre. Tout se réunit ici pour amener la dépression nerveuse : les fatigues et les angoisses provoquées par la maladie, et, enfin, la perte de l'être aimé après une période plus ou moins longue de surmenage physique et moral. Voici un exemple emprunté à M. Bouveret : « Une mère de famille perd en quelques mois ses trois enfants et son mari ; elle reste seule avec sa mère infirme et presque démente ; elle était riche, des spéculations malheureuses de son mari, découvertes après la mort de celui-ci, la mettent dans une situation précaire, voisine de la misère. Elle est malade depuis ces événements tragiques, depuis cinq ans ; elle présente tous les symptômes cardinaux de la neurasthénie, elle est extrêmement amaigrie, presque cachectique, et elle souffre de troubles cardiaques tellement intenses, qu'on l'a crue atteinte d'une affection organique du cœur qui sûrement n'existe pas[2]. »

1. Charcot, *Leçons du mar li* 1887-89, p. 29 et 35.
2. Bouveret, *loc , cit.*, p. 43.

Ici tout se réunit contre cette malheureuse femme et il n'en faut pas toujours autant, loin de là.

A la suite de revers de fortune, de deuils cruels, on peut voir se produire la neurasthénie avec ses différentes prédominances, ses différentes formes cliniques. Il n'est pas rare de constater dans les premiers temps un affaissement général très grand, de l'incapacité au travail intellectuel, de l'insomnie, de la dyspepsie. Chez des gens d'une certaine énergie cérébrale, ce qui persiste le plus longtemps, c'est souvent la dyspepsie. Elle peut même s'installer à demeure, et durer presque indéfiniment.

Dans cette catégorie, il faut ranger certains neurasthéniques atteints d'une maladie réelle, d'une affection organique, lésion cardiaque, tuberculose pulmonaire, diabète, etc., dont ils connaissent la gravité. Ils ruminent incessamment leurs misères physiques, l'incertitude de leur condition, leurs maux futurs et leur fin prochaine. La neurasthénie, pas très rare dans ces conditions, est une sorte de neurasthénie secondaire si l'on veut, mais surtout et avant tout, une neurasthénie par surmenage moral.

La *peur* est une cause possible de neurasthénie; elle agit à la façon d'une sorte de traumatisme, qui comme le traumatisme physique peut donner naissance à la neurasthénie pure ou à la combinaison hystéro-neurasthénique. C'est un élément dont il faut tenir compte évidemment dans l'influence de certain traumatisme, de certaines commotions. A la suite de l'accident de Saint-Mandé, il m'a été donné de voir un

certain nombre de malades, neurasthéniques simples
ou hystéro-neurasthéniques. Quelques-uns avaient
subi non seulement le choc violent produit par le
tamponnement des trains, mais ils avaient éprouvé
une peur très vive ; ils avaient été violemment émus
par le spectacle terrible dont ils avaient été té-
moins : l'affolement des voyageurs échappés à la
collision, les cris des blessés et de ceux qui leur portaient secours, l'incendie allumé dans les débris des
wagons. Il est naturellement impossible en semblable
circonstance de faire la part de ces divers éléments
juxtaposés ou surajoutés.

Empruntons à M. Bouveret un passage curieux :

« Dans certaines circonstances, fort rares il est vrai,
la frayeur sévit simultanément sur un grand nombre
d'individus et provoque ainsi une sorte d'épidémie
d'états neurasthéniques aigus, à côté d'une épidémie
de maladie infectieuse. En 1884, le choléra ayant atteint le département de l'Ardèche, plusieurs jeunes
médecins lyonnais, dont j'étais, y allèrent soigner des
cholériques. Un jour, je suis informé que le choléra
vient d'éclater dans un petit village, à Saint-Remize, et je
suis prié de m'y rendre. J'y arrive au milieu de la nuit. Il
y avait eu neuf décès depuis deux jours, dans une ag-
glomération dont la mortalité annuelle est en moyenne
de 10 à 12 décès. Je passai la fin de cette première
nuit à visiter tous les malades. A côté de véritables
cholériques, je trouvai d'autres victimes qui présen-
taient un singulier tableau clinique. C'était surtout des
femmes. Elles étaient enfoncées dans leurs lits, sous

d'épaisses couvertures, souffrant du froid pendant une nuit d'été. Elles n'avaient aucun des symptômes cholériques, ni le vomissement, ni la diarrhée. Elles me répondaient à peine, d'une voix faible et entrecoupée. Elles se plaignaient de sensation de brisement dans les jointures, de mal tête, d'oppression, d'angoisse à la région précordiale. Elles étaient sans appétit, avaient une langue saburrale et n'avaient presque pas mangé depuis le commencement de l'épidémie. Plusieurs tremblaient des mains, et ce tremblement à oscillations brèves et rapides rappelait tout à fait celui de la maladie de Basedow. Pendant un séjour de plus d'un mois dans ce village, j'ai revu ces femmes à diverses reprises. La plupart échappèrent au choléra, mais restèrent des semaines entières dans cet état de dépression profonde où je les avais trouvées. Aujourd'hui, six ans après ces événements tragiques, peut-être présentent-elles encore quelques symptômes d'épuisement nerveux. »

Pour que ces causes puissent agir, il est absolument besoin d'une prédisposition particulière. En effet, on voit certaines personnes subir sans neurasthénie les malheurs les plus grands. Une femme que j'ai récemment rencontrée à l'hôpital a eu autrefois une situation prospère et brillante. Femme d'un notaire demeurant dans une grande ville de province, elle a perdu successivement son mari, ses enfants, sa fortune. Actuellement, elle en est réduite pour vivre à faire le métier de marchande des quatre saisons auquel ne la destinaient ni son éducation ni le rang social dans lequel elle a vécu. Elle n'a cependant jamais perdu ni le courage, ni la gaieté.

Le maréchal Macdonald conte dans ses mémoires que la veille de l'abdication de Fontainebleau, il revint au milieu de la nuit de Paris où il s'était rendu avec d'autres maréchaux pour négocier avec les souverains alliés, les conditions de la paix et du renoncement de Napoléon. A son arrivée, celui-ci dormait profondément.; on fut obligé de le secouer vigoureusement pour l'éveiller. Un tel sommeil en un semblable moment ne semble-t-il pas prouver que l'empereur n'était pas neurasthénique ?

Le *surmenage musculaire* peut-il amener la neurasthénie ? La chose ne me parait pas absolument démontrée. Il peut, en tout cas, amener un paroxysme, ce dont une observation de M. Levillain fournit un bon exemple. Il s'agit d'un neurasthénique qui s'était occupé à abattre un gros arbre dans sa propriété : à la suite de cet exercice inaccoutumé il eut une véritable crise de neurasthénie semblable à celle dont il était coutumier à la suite des travaux intellectuels de la ville.

- Terminons cette revue des principaux modes du surmenage par le *surmenage génital*. On connait la fameuse formule : post coïtum animal triste... Cette tristesse n'est-elle pas comme une ébauche de neurasthénie. On sait combien on a abusé des excès sexuels, et de l'onanisme dans ses diverses modalités, lorsqu'il s'est agi de l'étiologie des divers états névropathiques, avec ou sans lésion. On devait en user et en abuser encore à propos de la neurasthénie. Il semble qu'il y ait dans les exagérations commises par les auteurs, quelque chose de la réprobation que provoquent des faits contraires à la morale.

Certainement cette variété de surmenage peut amener ou contribuer à amener l'épuisement nerveux, mais il ne faut pas oublier que ceux qui font des excès de ce genre sont déjà, de par ces excès mêmes, des irréguliers, des prédisposés, des névropathes. De même qu'il ne faut pas attribuer à l'alcool ce qui est le fait de la dipsomanie ou de la dégénérescence dont la dipsomanie est l'expression, de même il ne faut pas attribuer à l'onanisme ou aux excès sexuels, ce qui appartient à la névropathie antérieure. C'est une idée que nous avons souvent entendue soutenir par Lasègue, et qui paraît désormais admise par la majorité des auteurs.

L'influence du *traumatisme* ne peut plus maintenant être mise en doute. Il peut produire l'apparition de la neurasthénie isolée, de phénomènes purement hystériques ou d'une combinaison assez fréquemment réalisée dans ces conditions de l'hystérie et de la neurasthénie [1].

Nous discuterons ultérieurement la théorie de la névrose traumatique; pour le présent, contentons-nous de faire remarquer que la possibilité de l'existence de manifestations purement hystériques ou purement neurasthéniques à la suite d'un traumatisme, est un argument d'un grand poids en faveur de la doctrine de la Salpêtrière qui veut que la prétendue névrose trau-

1. Charcot, *Leçons du mardi.* — G. Guinon, *Les agents provocateurs de l'hystérie*. Th. de Paris, 18 9.

matique emprunte ses éléments symptomatiques isolément ou simultanément aux deux névroses...

Nous avons observé un cas très net de neurasthénie traumatique. Un jeune homme à cette époque marin de la division à Cherbourg, s'amusait à lutter avec des amis; il fût brusquement et violemment renversé sur le plancher. Il éprouva une secousse générale intense, mais pût se relever sans mal apparent. Jusque-là il était fort, vigoureux, agile, gai et dispos. Dès le lendemain, ce n'était plus le même homme : il devenait sombre, triste, préoccupé de sa santé, incapable de tout travail, de toute application : il était employé aux écritures. Libéré quelque temps après, il mena depuis cette époque, une existence pénible, avec des alternatives de mieux et de pis. La neurasthénie était aussi bien caractérisée que possible : lourdeur de tête ou sensation de vide dans la tête, tristesse, préoccupations hypocondriaques habituelles, faiblesse générale, difficulté à fixer son attention, à fournir un travail intellectuel autrefois facile, insomnie, phénomènes accentués de dyspepsie nervo-motrice. Par crainte du malaise éprouvé après les repas, le malade diminuait de plus en plus l'ingestion des aliments; de là un état de demi-inanition, et une véritable tendance à la cachexie. Le teint était devenu jaunâtre, la peau sèche, l'amaigrissement était accentué. Le malade se confinait à la chambre, se déclarant incapable de sortir, parfois même il passait ses journées au lit. Si l'on ajoute que l'on n'a jamais pu constater chez lui aucun stigmate hystérique, on aura tracé le tableau aussi complet que possible de la neurasthénie à un degré avancé. Nous reviendrons à propos de la dyspepsie sur cette observation typique, survenue dans des conditions véritablement expérimentales ; contentons-nous d'ajouter que maintenant la guérison est à peu près complète.

Ici il n'a y pas eu intervention de l'élément si souvent surajouté de frayeur que l'on observe communément chez les personnes qui sont les victimes d'un accident et, en particulier d'un accident de chemin de fer. Le choc ne pouvait pas être prévu, il a été fort, évidemment, mais sans cependant impressionner immédiatement beaucoup la victime, enfin il n'y a pas eu là les moments de terreur, d'angoisse qui suivent une collision ou un déraillement. Tout parait s'être borné au choc physique lui-même. L'absence des stigmates hystériques dans ces conditions est bien remarquable. L'hystérie ne serait-elle pas d'origine plus psychique encore que la neurasthénie?

Quelle peut-être l'influence des diverses *intoxications* sur la genèse de la neurasthénie?

« Je n'ai observé que rarement les excès alcooliques ; mais par contre il faut plus souvent faire entrer en ligne de compte l'abus du tabac, du café et du thé. » (Krishaber [1].)

Chez les malades en question il était difficile peut-être d'incriminer exclusivement ces boissons : en effet, il paraissait s'agir surtout de personnes adonnées à un travail intellectuel fatigant, exigeant une grande ten-

1. *De la névropathie cerébro cardiaque*, p. 228.

sion mentale, qui avaient abusé des veilles et des excitants.

Le docteur O. Gueillot de Reims a consacré une intéressante étude au *caféisme chronique*; la plupart des symptômes qu'il a relevés chez les gens qui font un abus quotidien du café sont d'ordre neurasthénique [1].

Il note l'amaigrissement, la cachexie, la dyspepsie, les vertiges, rarement les palpitations, des fourmillements, des névralgies, la constriction céphalique, l'asthénopie, l'affaiblissement général du système nerveux, l'insomnie. N'est-ce pas là précisément, au complet, l'ensemble, qui caractérise la neurasthénie. Le tremblement, d'après M. Gueillot est habituel dans ces conditions. Il s'agit d'un tremblement généralisé à petites secousses qui rappelle beaucoup le tremblement des alcooliques.

M. Levillain a tendance à attribuer au *tabac* la faculté d'engendrer un état très voisin de la neurasthénie ; il détermine, en effet, chez ceux qui en font abus des vertiges, de la céphalalgie, de l'amblyopie et même de l'angine de poitrine.

M. G. Guinon, a cité un cas d'hystéro-neurasthénie d'origine *saturnine*.

En résumé, il peut être considéré comme acquis que l'usage habituel de la plupart des substances qui agissent comme neuro-stimulants ou neuro-dépresseurs, peuvent, chez les individus prédisposés surtout, amener l'apparition de phénomènes de neurasthénie. Il

1. *Du caféisme chronique.* — *Union scientifique et médicale du Nord-Est.* 1883.

faut citer en première ligne l'alcool, le tabac, le café, le thé, qui prennent place dans nos habitudes sociales, et, en seconde ligne l'éther, la morphine, le chloroforme, la cocaïne, dont on ne fait abus que d'une façon plus exceptionnelle.

Ici comme ailleurs, il faut rapprocher les *infections* des intoxications. La neurasthénie est loin d'être rare à la suite des maladies infectieuses de divers ordres : c'est la neurasthénie de convalescence.

On l'a, en particulier, fréquemment observée à la suite des récentes épidémies de grippe. Elle a présenté chez quelques-uns un véritable caractère de gravité.

Terminons cet exposé par quelques considérations sur l'influence de l'*âge*, du *sexe*, de la *profession*.

Les enfants échappent à la neurasthénie. M. Bouveret cite cependant le fait d'une petite fille de onze ans devenue neurasthénique quelques jours après la mort tragique de son père et de son frère.

Les femmes deviennent neurasthéniques aussi bien que les hommes ; toutefois on a fait de la neurasthénie féminine une forme clinique particulière : il en sera question plus tard.

Sur le rôle des professions nous n'insisterons guère, ne voulant pas tomber dans d'inutiles redites. Le surmenage intellectuel, la mise en jeu de la responsabilité personnelle, la préoccupation de l'avenir ; telles sont les causes qui rendent la neurasthénie fréquente chez ceux qui embrassent des carrières libérales, ou qui sont à la tête d'importantes entreprises commerciales ou industrielles.

Les employés de bureau, a-t-on dit, échappent ordinairement à la neurasthénie ; pour eux la vie est tranquille, calme, modeste, sans secousse, sans crainte pour l'avenir, comme pour le présent. Que les entreprises auxquelles ils se trouvent mêlés réussissent ou échouent, peu leur importe. C'est de la théorie pure ; en pratique il n'en est pas ainsi. Nous avons été pendant 8 ans, médecin d'une grande compagnie de chemin de fer, et nous avons constaté souvent la neurasthénie chez les employés de bureau. Il faut dire que chez eux les mécontents sont fréquents. Ils sont venus chercher fortune dans une grande ville, confiants en eux mêmes, convaincus de leur valeur, et ils n'ont trouvé qu'une situation précaire, inférieure à celle de certains ouvriers par l'argent qu'elle rapporte. Ils sont ou se considèrent souvent comme des déclassés. Beaucoup ont une hérédité nerveuse assez chargée. Rien d'étonnant dès lors à ce que la neurasthénie ne soit pas rare chez eux.

CHAPITRE III

TABLEAU GÉNÉRAL. — SÉMÉIOLOGIE. — FORMES CLINIQUES

TABLEAU GÉNÉRAL. — Le neurasthénique est le plus souvent un homme jeune encore de 20 à 50 ans. La névrose n'est pas très rare chez les jeunes gens qui préparent les examens du baccalauréat, les examens ou les concours d'entrée dans les grandes écoles. On l'a vue quelquefois chez des individus plus jeunes, mais à titre exceptionnel. Cela marque en quelque sorte sa limite inférieure dans la série des âges. Au dessus de 50 ans, elle est plus rare. On ne devient guère neurasthénique à cette époque de la vie, mais on peut continuer à l'être lorsqu'on l'était déjà.

Les neurasthéniques ont un ensemble de phénomènes, des allures, ils accusent une série de symptômes, d'impressions réellement caractéristiques, qui les font en général facilement reconnaître.

Très souvent comme cause, du surmenage intellectuel ou moral, des travaux excessifs, des veilles prolongées, les soucis d'une lourde responsabilité, l'anxiété relative aux entreprises faites, au but visé.

Chez d'autres ce sont des chagrins prolongés, la perte d'êtres bien aimés, des passions contrariées, des revers de fortune. Il n'est pas rare qu'à ces causes de dépression morale se soit joint du surmenage physique.

Un trait du tableau général que ne manquent pas de noter les divers auteurs, et, il est, en effet, assez caractéristique, c'est la prolixité, le soin minutieux avec lequel ces malades racontent leurs misères. Il n'est pas rare qu'ils aient écrit d'avance des notes de façon à ne rien oublier dans l'exposé des malaises qu'ils éprouvent.

« L'homme aux petits papiers, » comme dit volontiers M. Charcot, est souvent un neurasthénique. Toutefois tous ceux qui apportent à leur médecin des notes ou des mémoires rédigés d'avance ne sont pas des neurasthéniques, et d'autre part, tous les neurasthéniques n'ont pas de petits papiers à faire lire à leur médecin. Tous n'ont pas d'ailleurs le même degré d'inquiétude hypocondriaque, de minutie anxieuse dans l'analyse de leurs misères.

Les malades se plaignent souvent d'emblée de leur *mal de tête* : tantôt ils éprouvent une sensation de compression comme, par un casque trop lourd ou trop étroit, comme par un cercle de plomb ; la fréquence de cette sensation avait déjà frappé M. Charcot, qui, pour son usage personnel, et pour les distinguer plus aisément, les qualifiait sur ses ordonnances et ses observations du terme de *galeati* (galeatus, qui porte un casque.) Plus tard, en lisant le traité de Beard, il n'eût aucune peine à reconnaître ses galeati dans les neurasthéniques. Parfois encore, la sensation de céphalée est celle d'une bague, avec un maximum souvent occipital, plus rarement frontal, comme si le chaton pesait davantage, soit en avant, soit en arrière.

Parfois il s'agit seulement d'une sorte de lourdeur, de pesanteur générale, avec une sensation d'obnubilation des sens, et de torpeur de l'esprit. Parfois encore, les malades se sentent la tête vide, ou bien il leur semble qu'il y a dedans quelque chose qui remue, un liquide qui se déplace lorsqu'ils font un mouvement, d'une certaine amplitude, en particulier lorsqu'ils se baissent.

Les vertiges ne sont pas très rares ; ils se présentent avec des degrés et des allures variés ; parfois ils rappellent le vertige de Ménière et s'accompagnent de sifflement ou de bourdonnement dans les oreilles. Assez souvent il semble aux malades que le sol se déplace, qu'il oscille ou remue. Ils ont l'illusion que le terrain situé devant eux et sur lequel ils vont s'engager, n'est pas sur le même plan que celui sur lequel ils marchent. Plus rarement on trouve le vertige avec rotation apparente des objets.

L'équilibre du malade est quelquefois instable ; assez souvent il oscille, titube et se trouve entraîné soit dans un sens soit dans un autre ; il éprouve le besoin de s'asseoir, de s'accoter à un mur, à un arbre.

Parfois il y a simplement du brouillard devant les yeux, une sorte de scotome à limites vagues.

Depuis un temps plus ou moins long, le travail intellectuel est devenu difficile, sinon même impossible.

La mémoire a beaucoup baissé ; la puissance d'attention a beaucoup diminué. Les pages lues défilent devant les yeux sans être ni comprises, ni retenues. Le mathématicien est incapable de poursuivre ses calculs sans éprouver bientôt une profonde sensation de fatigue. L'écrivain ne peut plus rassembler ses idées, leur donner une formule nette, précise, élégante. Le style devient lourd et pénible ; les répétitions abondent. L'élocution chez les orateurs présente des modifications analogues.

Les malades sont vivement affectés de cette impuissance intellectuelle, professionnelle, à laquelle se joint volontiers une véritable impuissance sexuelle.

La *fatigue musculaire* survient souvent aussi facilement que la fatigue mentale. Un travail habituellement fait avec facilité amène rapidement la lassitude. Tel qui autrefois était un marcheur infatigable devient incapable de fournir une course fort peu longue.

Les malades sont du reste fatigués dès le matin, au réveil, dans leur lit même, ou sans avoir rien fait encore. Ils se sentent plus fatigués en se levant qu'en se couchant.

Ils sont du reste sujets à *l'insomnie*. Quelques-uns s'endorment fort tard, ils s'agitent, se retournent en tous sens, appelant de tous leurs vœux le sommeil qui les fuit. Ce n'est que vers deux ou trois heures du matin qu'ils peuvent trouver le repos. D'autres s'endorment assez facilement mais se réveillent au bout de quelques heures et ne peuvent plus se rendormir.

Souvent le sommeil tant désiré est agité, traversé

par des cauchemars pénibles, qui certainement doivent contribuer à augmenter la fatigue éprouvée.

Rarement les neurasthéniques ont des digestions parfaites. On peut trouver chez eux toutes les formes possibles de la *dyspepsie*, parfois de l'hyperchlorhydrie, plus souvent de l'hypochlorhydrie. Dans la majorité des cas, ce qui domine, c'est la dyspepsie nervo-motrice.

Nous étudierons en détail plus loin la dyspepsie des neurasthéniques, nous nous bornerons ici à indiquer brièvement les sensations les plus communément accusées. L'appétit est souvent conservé, tout au moins dans les formes moyennes de dyspepsie. Les malades mangent avec un certain plaisir. Tout d'abord ils éprouvent une sensation de bien-être, leur malaise général disparait, ils ne ressentent plus leur lassitude habituelle. Pendant un quart d'heure, une demi-heure, une heure même, ils oublient leur neurasthénie. Cette période de répit n'est pas de plus longue durée. Bientôt survient une sensation de pesanteur à l'estomac, le ventre se gonfle il y a un peu d'oppression, chez quelques uns des palpitations. La face devient rouge, turgescente ; il y a de la lourdeur de tête, du malaise, de la pesanteur générale. Les choses persistent ainsi pendant deux ou trois heures, puis la situation s'améliore, et les malades rentrent à peu près dans leur état normal. Au repas suivant, la même série se reproduit : bien être passager faisant rapidement place à un malaise dyspeptique plus ou moins accentué. Souvent les malades se rationnent eux-mêmes pour éviter ces incommodités. Certains évitent en particulier de beaucoup manger le soir, de peur de mal dormir, d'être gènés pendant la nuit par une digestion pénible.

Bien d'autres phénomènes gastro-intestinaux peuvent se produire que nous étudierons en détail ultérieurement; nous nous contentons d'indiquer ici brièvement ce qu'on trouve le plus communément, dans les cas d'intensité moyenne.

Encore une fois, bien que la neurasthénie puisse se voir sans dyspepsie, la chose n'est pas fréquente, et, i est juste de lui donner une place dans le tableau général que nous dressons en ce moment.

Beaucoup de neurasthéniques souffrent non seulement de la céphalée que nous avons indiquée en première ligne mais ils éprouvent encore de la douleur le long de la colonne vertébrale, *rachialgie*, des douleurs vagues dans les membres, ou de véritables névralgies reconnaissables à leur distribution particulière et à leurs points maxima.

La *rachialgie* se présente soit sous la forme d'une douleur contusive le long de la colonne vertébrale, assez analogue en somme à la céphalée ; soit avec des allures plus vives qui rappellent le rhumatisme. Par la pression on provoque souvent de la douleur le long des apophyses épineuses.

Nous pouvons signaler ici encore la douleur à la nuque, les craquements souvent accusés par les malades lorsqu'ils tournent la tète à droite ou à gauche (Charcot). Souvent aussi il y a une plaque douloureuse, spontanément ou à la pression au niveau du sacrum : c'est la *plaque sacrée* de M. Charcot.

Les douleurs dans les membres peuvent avoir les apparences des douleurs mobiles du rhumatisme vague. Elles sont très analogues à celles qu'il est si fréquent de rencontrer chez les arthritiques et les diabétiques. Nous aurons du reste l'occasion d'insister plus tard sur les relations de l'arthritisme et de la neurasthénie.

Beaucoup de neurasthéniques ont des troubles de la *circulation* et du fonctionnement du cœur. Les palpitations sont fréquentes chez eux ; l'intensité des battements, et parfois même leurs irrégularités font quelquefois penser, à tort, à l'existence d'une lésion qui n'existe pas. Nous décrirons plus tard l'*angine de poitrine* des neurasthéniques.

Tout cela, on le comprend, inquiète beaucoup les malades. Leur imagination exagère l'intensité et la portée des phénomènes éprouvés ; le présent leur paraît peu enviable et l'avenir menaçant. Les malaises, les douleurs ressenties sont renforcées par l'inquiétude habituelle de leur esprit ; les accidents divers qui se présentent, sont grossis dans leur signification et leur pronostic. Les malheureux névropathes ruminent sans cesse leur maladie, ils deviennent non des noso-manes, puisqu'il y a à leurs préoccupations un point de départ réel, et qu'elle n'est pas rebelle à toute démonstration logique, mais des hypocondriaques.

Cela, du reste, peut, chez les prédisposés, les dégénérés, aller véritablement jusqu'à la véritable vésanie mélancolique.

En tout cas, il y a là une sorte de cercle vicieux ; la

contemplation de la maladie augmente la maladie elle-même. Le découragement va en s'exagérant, cela d'autant mieux que les neurasthéniques ne trouvent pas une suffisante fermeté dans les personnes qui les entourent et qui deviennent les complices inconscients de la névrose. De là dans certains cas graves, la nécessité de la séquestration médicale des hypocondriaques de cet ordre.

L'insomnie, l'inquiétude permanente, la digestion mauvaise, la diminution de l'alimentation amènent dans quelques cas un véritable état de *dépérissement*, qui peut aller jusqu'à la cachexie. La maigreur s'accentue, la volonté s'affaiblit de plus en plus, la tendance à la prostration augmente et les pauvres malades finissent parfois par ne plus pouvoir quitter leur fauteuil, leur chaise longue ou leur lit.

C'est là, poussée à son degré extrême, ce qu'on peut appeler la *cachexie neurasthénique*…, il en existe des degrés beaucoup moins accentués.

Dans le tableau qui précède, nous avons réuni les traits principaux, les symptômes de définition, les *stigmates* en un mot de la neurasthénie. Nous aurons à étudier ces diverses manifestations dans leurs modalités diverses ; nous aurons, en d'autres termes à étudier en détail les divers éléments de l'état morbide. Toutefois nous n'avons indiqué dans l'esquisse qui précède que les maîtres symptômes, que les symptômes capitaux, nous en avons bien d'autres à signaler, mais, moins importants, de seconde ligne, moins nécessaires aussi, pouvant tous manquer sans que soit compromise l'intégrité clinique de la neurasthénie, et sans qu'on puisse hésiter à la reconnaitre.

Cette analyse séméiologique a quelque chose d'artificiel, et, en prenant ainsi les phénomènes les uns après les autres, en les étudiant isolément sous toutes leurs faces, on perd forcément de vue l'ensemble nosagraphique et clinique auquel ils appartiennent. Ce travail de dissociation terminé, il nous faudra faire en quelque sorte le travail contraire, rassembler ces éléments épars, et présenter les principaux types cliniques, ou tout au moins les types les plus fréquents de la neurasthénie.

SÉMÉIOLOGIE. — Voici l'ordre que nous suivrons dans cette étude analytique des symptômes :

1° Symptômes essentiels ou stigmates;

2° Phénomènes non essentiels, secondaires présentés par les divers appareils;

3° Signes objectifs.

Les raisons que nous avons d'adopter ce plan, sont en quelque sorte évidentes, on nous dispensera de les exposer.

1° *Symptômes essentiels ou stigmates*. — Nous allons reprendre ces symptômes à peu près dans l'ordre que nous avons suivi dans l'énumération qui précède.

Céphalée. — M. Lafosse [1], qui a fait sa thèse sur la céphalée neurasthénique, la considère comme à peu près obligatoire : il l'a rencontrée en effet 44 fois sur 45 cas.

C'est là une proportion qui parait un peu exagérée,

1. Thèse de Paris, 1887.

et, avec MM. Bouveret et Levillain, nous pensons qu'on la rencontre un peu moins souvent, soit seulement dans les 3/4 ou les 4/5 des cas.

Cette douleur est variable. Elle peut consister dans une sensation de malaise indéfinissable, de vide, de pesanteur, de flot mobile dans le crâne, soit dans une sensation plus nette de céphalalgie. Nous avons déjà indiqué les comparaisons que donnent les malades pour exprimer ce qu'ils ressentent ; sensation de coiffure lourde, de casque, de bandeau, de cercle de métal, avec douleur occipitale et frontale.

Il est rare que la douleur soit réellement très pénible, qu'elle soit comparable par exemple à celle de la migraine ; aussi les neurasthéniques qui sont en même temps migraineux, ce qui n'est pas extrêmement rare, font-ils parfois très facilement la différence entre ces deux céphalalgies.

La céphalée neurasthénique peut n'exister que d'un seul côté. On trouve alors quelquefois de la faiblesse, ou une sensation de pesanteur dans les membres correspondants, cela constitue une forme curieuse, hémiplégique, dimidiée de la neurasthénie. Beard et M. Charcot ont successivement décrit cette hémineurasthénie.

La céphalée neurasthénique est plutôt diurne que nocturne. Elle cesse habituellement pendant la nuit. C'est le contraire, on le sait, pour la céphalée syphilitique : c'est là un point de repère d'une valeur très grande. Quelquefois, elle commence au réveil et diminue sous l'influence des repas ; quelquefois, au contraire, elle est provoquée par l'ingestion des aliments.

Elle est augmentée par le travail intellectuel, la lecture, le bruit, les émotions morales. Rarement elle est absolument continue, mais, d'autre part, beaucoup de malades n'ont pour ainsi dire jamais la tête libre. Chez tous, en tout cas, il y a des exacerbations qui surviennent volontiers sous l'influence des mêmes circonstances chez le même individu. Il y a une véritable individualité dans le mode de la céphalée.

De la céphalée neurasthénique il faut rapprocher la *sensibilité du cuir chevelu* déjà notée par Beard, et qui prend une intensité si grande chez certains malades. Quelques-uns ne supportent que difficilement le passage du peigne ; redresser les cheveux, les incliner dans un sens contraire à celui dans lequel ils sont habituellement couchés, leur cause une sensation particulièrement désagréable. La pression du cuir chevelu est parfois assez pénible : il y a une véritable hyperesthésie de ce département cutané.

A noter encore quelquefois des battements douloureux dans la tête ; chacun d'eux correspondant à une pulsation cardiaque.

Parfois, en même temps que les paroxysmes de la céphalalgie, on observe des troubles de la vue ou de l'ouïe. Ce sont des éblouissements, des brouillards devant les yeux, du vertige, des sifflements ou des bourdonnements d'oreilles. Il arrive encore que ce soit surtout dans ces moments d'exacerbation qu'on observe cette hésitation, cette incertitude d'équilibre qui rend parfois la démarche titubante.

La céphalée neurasthénique n'a pas par elle-même

de gravité. Elle est fort incommode, surtout lorsque ses paroxysmes se rapprochent et qu'elle s'installe pour ainsi dire en permanence.

Elle peut, dans une certaine mesure, servir à reconnaître si la neurasthénie s'améliore ou s'accentue ; sa disparition est de bon augure. Beard, y voyait une sorte de manifestation heureuse, susceptible d'empêcher des accidents plus graves. C'est ainsi, par exemple, que l'eczéma pour certains auteurs servirait de dérivatif à des états morbides qui, en son absence, se traduiraient par des localisations différentes et d'une gravité plus grande. Le bien fondé de cette théorie des compensations métastatiques n'est pas démontré.

Insomnie. — Les neurasthéniques dorment souvent peu ou mal. L'insomnie est fréquente, surtout lorsque la neurasthénie affecte la forme cérébrale.

Quelques-uns ont à s'endormir la peine la plus grande. Ils s'agitent et se retournent, appelant de tous leurs vœux le sommeil qui ne vient pas. Ils rallument une bougie, lisent quelque temps ; ils s'imposent des récitations monotones et prolongées, rien n'y fait. Le désespoir les prend bientôt ; et ils ont la conviction que de nouveau leur nuit sera mauvaise, que le lendemain ils ne se sentiront nullement reposés, et cela contribue certainement à les tenir éveillés. Il y a dans l'insomnie un véritable élément d'auto-suggestion. Enfin le sommeil arrive, il peut être tranquille, lourd ou tourmenté par des cauchemars. Au réveil, les malades ont la tête pesante avec une sensation de malaise et de courbature générale.

Chez beaucoup de nerveux, qui ne sont pas à proprement parler des neurasthéniques, mais qui ont évidemment tendance à le devenir, l'insomnie se produit volontiers à la suite de travaux intellectuels accaparants, de veilles prolongées; ils éprouvent également la fatigue du matin. Il en est de même encore à la suite d'une soirée passée au théâtre, d'un dîner en ville, sous l'influence de l'absorption d'une quantité cependant modérée de boissons excitantes. Dans cet ordre d'idées, il faut tenir grand compte des remarquables prédispositions personnelles, et de l'accoutumance.

Certains malades, contrairement à ceux dont il vient d'être question s'endorment assez facilement: mais ce repos n'est pas de longue durée. Ils se réveillent au bout de quelques heures et ne peuvent plus se rendormir.

Je connais pour ma part un officier supérieur qui, depuis qu'il a assisté aux batailles sous Metz, ne dort plus que quelques heures par nuit. Cependant il n'a guère d'autres phénomènes neurasthéniques, et son état général demeure très bon.

Beaucoup de neurasthéniques, il faut bien l'avouer, se considèrent comme dormant beaucoup moins qu'ils ne le font en réalité. Les périodes d'insomnie leur paraissent à tort l'emporter beaucoup sur les périodes de repos. A les en croire, et ils sont sincères, ils auraient « entendu sonner successivement toutes les heures de la nuit ». On apprend toutefois assez souvent qu'ils ont ronflé d'une façon sinon gênante, au moins significative pour leurs voisins ou leurs compagnons de lits. La préoccupation de l'insomnie est volontiers très-vive chez eux, et aussi, la crainte de ne pas dormir. Cette crainte est, comme nous le disions plus haut, pour quelque chose dans la prolongation de leur veille agitée.

Il résulte de ce qui précède que l'insomnie est rarement complète ; d'autre part, les malades ne peuvent l'expliquer par rien, par aucune sensation de douleur ou de malaise ; ils ne dorment pas, et c'est tout.

L'insomnie paraît être le résultat d'un état d'excitation elle devient à son tour une cause de fatigue et d'épuisement : c'est encore un cercle vicieux.

Les *cauchemars* jouent aussi parfois un certain rôle dans la production de la dépression nerveuse. Le sommeil si péniblement obtenu est souvent traversé par des rêves pénibles.

« Les rêves, dit M. Levillain, paraissent constituer une forme pathologique du sommeil. Certains individus bien constitués, vigoureux et sains, beaucoup de paysans ne connaissent pas le rêve. » Cela ne nous paraît nullement démontré. En effet, on ne peut pas s'en rapporter à la simple déclaration de certaines personnes : beaucoup rêvent sans en conserver le souvenir. Pour fixer un songe dans sa mémoire, il faut, comme le faisait remarquer Lasègue, y attacher son attention le matin au réveil. Sans cela le souvenir en disparaît avec la plus grande facilité. Beaucoup, qui n'ont jamais fait le matin cette espèce d'examen de conscience, déclarent avec une bonne foi parfaite qu'ils ne rêvent pas, alors qu'ils rêvent en réalité toutes les nuits. Ils n'ont sans doute pas de ces cauchemars effrayants dont le souvenir s'impose, c'est tout ce qu'on peut dire. Du reste, on sait très bien que le rêve est commun chez des animaux qui ne paraissent nullement névropathes.

Dépression cérébrale. — Elle tient une grande place dans la séméiologie de la neurasthénie. C'est moins un symptôme qu'une disposition particulière, qui consiste dans le relâchement des liens qui unissent les unes aux autres dans leur fonctionnement les différentes sphères de l'activité cérébrale. C'est en somme un affaiblissement de la personnalité, une diminution des réactions coordonnées et conscientes qui constituent le moi. L'abaissement de la volition en est le phénomène le plus important.

Cette diminution de la résistance du *moi*, cet abaissement de la volition, se traduit par l'impossibilité de l'attention soutenue, de la décision, par le défaut de réaction en présence des influences dépressives.

L'attention ne peut être soutenue pendant longtemps, pendant longtemps fixée sur le même objet. Les impressions reçues frappent donc l'esprit d'une façon moins marquée. D'autre part, les images des choses vues et sues sont plus difficilement évoquées. En d'autres termes, affaiblissement de la mémoire.

Tout effort pour renouer la chaine des associations mnémoniques provoque rapidement la fatigue.

La volonté est affaiblie. Toute décision ne se prend qu'avec peine, le choix ne se fait que difficilement entre les diverses combinaisons possibles, de là l'indécision, et, en vertu de l'irritabilité nerveuse, les caprices peu justifiés et inattendus.

Enfin les impressions morales sont mal supportées : elles sont plus vivement ressenties et amènent plus ou moins facilement le découragement et la dépression. Toujours cette même opposition entre l'excitation facile et la dépression exagérée.

Tout cela rend le travail intellectuel particulièrement difficile et même impossible. L'esprit a besoin d'être appliqué à des sujets différents, et, souvent, ce sont précisément les occupations habituelles qui deviennent les plus pénibles. « Un comptable ne peut plus calculer sans commettre des erreurs. Un prédicateur ne peut plus suivre le fil de ses idées ni coordonner les diverses parties de son discours. Un professeur est devenu incapable de poursuivre jusqu'au bout la démonstration d'un problème de géométrie. La plupart des patients ainsi frappés se voient avec une extrême inquiétude menacés de renoncer à leur profession. » (Bouveret.)

Les ouvriers des professions manuelles peuvent eux-mêmes trouver une grande difficulté à exécuter les travaux qui leur sont habituels. Ils deviennent maladroits dans le maniement de leurs outils, ils ne savent plus par quel bout prendre leur besogne.

Cette déchéance de la volition, de la réaction personnelle, consciente, cette impuissance à la décision réfléchie jettent les malades dans un état d'anxiété plus ou moins pénible ; chez quelques-uns, cela peut prendre les proportions d'un véritable état vésanique ;

ici une fois encore, la limite entre la neurasthénie et la vésanie est difficile à marquer.

L'*impressionnabilité*, l'émotivité exagérées sont une autre façon d'être, une autre conséquence de ce défaut de volonté, et d'empire sur soi-même, de self-control suivant la belle expression anglaise. L'homme vraiment fort ne doit s'émouvoir de rien ; c'est le juste d'Horace :

Justum et tenacem propositi virum,
que les ruines du monde frapperaient sans l'émouvoir.

Un semblable degré d'impassibilité, était chez les philosophes anciens le degré suprême de la vertu. Plusieurs ont su, mettant en œuvre leurs principes, mourir sans faiblesse, sortir de la vie ainsi que d'un banquet. Il serait excessif d'en demander autant à tout le monde et de déclarer anormal quiconque n'a pas ce degré de fermeté. Par contre, il faut reconnaître que l'impressionnabilité exagérée est la marque d'une véritable faiblesse nerveuse et que les émotifs deviennent facilement des neurasthéniques ; que vice versâ les neurasthéniques sont volontiers des émotifs.

Il est logique encore de rapprocher de cet affaiblissement de la volonté la tendance à l'hypocondrie et les diverses phobies. — Là, de nouveau, nous touchons à un domaine commun, à un territoire indivis encore, situé aux confins de la neurasthénie et de la vésanie, de la neurasthénie et de la dégénérescence héréditaire. —

Nous ne voulons pas faire ici l'examen de ces troubles mentaux qui, lorsqu'ils sont accentués, débordent les limites de la simple neurasthénie ; nous y reviendrons après avoir étudié les stigmates vrais.

Asthénie musculaire. — La fatigue rapide, précoce, exagérée, le plus souvent très insuffisamment motivée, est très fréquente chez les neurasthéniques. Il est rare que l'asthénie musculaire ne se montre pas à un degré plus ou moins marqué. Chez quelques-uns, c'est le phénomène prédominant. On l'observe en particulier chez les femmes.

Dès le matin, au lever, se montre déjà cette sensation de lassitude. Quelques malades, des femmes surtout, ne peuvent rester levées que quelques instants; une marche peu prolongée, la station debout provoquent, dans les membres inférieurs surtout, une fatigue extrême. Les malades regagnent rapidement leur lit où se confinent sur une chaise longue qu'elles déclarent ne plus pouvoir quitter. Aux degrés extrêmes, leurs gestes sont exténués, leur parole faible, languissante; elles refusent totalement de se lever, de marcher, de sortir. Elles se condamnent ainsi parfois pendant des semaines et des mois, à la réclusion, à l'immobilité, c'est l'*atrémie* de Neftel dont nous parlerons plus loin ; ici encore les frontières de la simple neurasthénie sont dépassées. Il y a là un élément psychopatique qui relève certainement de la vésanie.

Quoi qu'il en soit, entre une sensation de vague lassitude, de fatigue facile, exagérée, et cette dépression complète, totale, exigeant le décubitus permanent, il y a tous les degrés.

Souvent, la sensation de faiblesse, de lassitude pré-

domine dans les membres inférieurs, et la crainte vient
au malade et au médecin lui-même qu'il ne s'agisse
d'une parésie susceptible de devenir plus tard une pa-
raplégie véritable. Cependant on ne constate aucune
modification des réflexes qui sont absolument normaux,
ni des réactions électriques. La sensibilité est intacte,
contrairement à ce qu'on rencontre souvent en cas
semblable dans l'hystérie, et, enfin, il n'y a pas du côté
de l'appareil vésical ces troubles fonctionnels si fréquents
dans les paraplégies symptomatiques d'une lésion médullaire.

Chose caractéristique, on a vu des malades ainsi
épuisés, déprimés, retrouver tout à coup une énergie
surprenante en présence d'une vive émotion, d'une
circonstance pressante, d'un danger imminent, d'une
crainte vive pour l'existence d'un être chéri. Une mère
soigne jour et nuit son enfant malade avec une force, une
résistance dont sont à peine capables des personnes saines. Il est vrai de dire que ces réveils subits d'énergie sont
généralement suivis par des accès plus grands de dépression : toujours ces alternatives d'excitation et d'atonie,
avec tendance à la prédominance finale de l'asthénie.

Nul doute que ces états ne relèvent en grande partie
de l'imagination. Ils sont entretenus par la commisération attendrie et prévenante d'un entourage alarmé.
Le malade, et plus souvent encore la malade, devient,
à demi inconsciemment, un véritable tyran pour ceux
qui l'entourent. Tout doit se subordonner dans la maison — et se subordonne souvent — à leur maladie.
Il y a là une association pernicieuse que le médecin

doit rompre pour obtenir la guérison. C'est ce qu'a bien compris Weir Mitchell lorsqu'il a proposé la séquestration médicale et le traitement méthodique de relèvement que nous exposerons ultérieurement.

Rachialgie. — Les douleurs spontanément éprouvées ou facilement provoquées par l'exploration ou des pressions accidentelles le long de la colonne vertébrale, étaient le phénomène principal de l'*irritation spinale*, qu'on a jusque dans ces derniers temps considérée à tort comme une maladie à part. Elle n'est pas plus une maladie à part que la maladie cérébro-cardiaque de Krishaber, ou la maladie cérébro gastrique de Leven ; mais elle caractérise quelquefois certaines prédominances morbides auxquelles on peut donner le rang de formes cliniques, mais dont on ne peut proclamer l'autonomie.

Parfois il y a une sensibilité exagérée de la colonne vertébrale qui rend pénible la pression des vêtements ou le décubitus dorsal. Il y a une sensation particulière de pesanteur, d'endolorissement dans le dos, au niveau de la région lombaire. Par la pression exercée le long de la colonne vertébrale, on provoque de la douleur surtout au niveau de certaines régions ; au niveau de la partie inférieure de la colonne cervicale, et plus spécialement encore de la proéminente ; au niveau de la région lombaire et du sacrum (*plaque sacrée* de Charcot).

Assez souvent la rachialgie est simplement considérée comme une manifestation de rhumatisme vague, mais dans quelques cas, lorsqu'il y a en même temps, ce qui n'est pas très rare, des douleurs disséminées dans les membres et en particulier dans les membres inférieurs, cela peut avoir certaines analogies avec le tabès au début. On constate des douleurs assez vives dans les membres inférieurs qui rappellent parfois assez bien, à l'intensité près, les douleurs fulgurantes de l'ataxie. Il peut y avoir de l'excitabilité du canal de l'urèthre et de la vessie.

Lorsqu'il s'agit, ce qui n'est pas très rare, soit de médecins, soit de personnes qui par des lectures intempestives se sont mises au courant des symptômes de l'ataxie locomotrice, on trouve souvent les malades très préoccupés de leur avenir et persuadés qu'ils ont réellement les phénomènes de début du tabès.

Ici on ne trouve il est vrai aucun signe de myélopathie : il n'y a ni anesthésie, ni phénomène de Romberg, ni signe d'Argyll Robertson, ni abolition des réflexes rotuliens, ni crises gastriques d'aspect réellement tabétique, ni rétention d'urine.

Il peut arriver toutefois que l'on prenne pendant longtemps pour des neurasthéniques de véritables tabétiques, cela jusqu'au jour où quelque symptôme significatif se dévoile, ou, ce qui est fréquent, jusqu'au jour ou un autre médecin intervenant, n'ayant pas les mêmes raisons de s'endormir dans l'optimisme d'un diagnostic antérieur, soulève à nouveau, et affirme avec preuve à l'appui, l'idée du tabès.

L'irritation spinale se lie volontiers aux troubles disséminés de la sensibilité, à ce que Valleix appelait la *névralgie générale*. Elle peut se conbiner avec un état marqué de dépression neuro-musculaire. De là, on le comprend aisément, des formes cliniques particulières, qui ne sont, comme toujours que des formes cliniques par prédominance d'un ordre particulier de manifestations.

En même temps que ces accidents spinaux, il n'est pas rare de constater de la dyspepsie tandis que la cérébrasthénie peut, ou totalement manquer, ou n'être en quelque sorte qu'indiquée. Les femmes sont assez volontiers sujettes à l'irritation spinale, avec asthénie musculaire plus ou moins accentuée, avec névralgie générale.

On peut dire que, d'une façon habituelle, dans la neurasthénie l'homme est plutôt cérébral, la femme plutôt spinale. Est-ce parce que l'homme surmène davantage son cerveau? Du reste, rien d'absolu, et l'on trouve sur ce point bien des hommes qui sont femmes.

Dyspepsie. — Nos recherches personnelles, et surtout celles que nous avons faites avec M. Rémond (de Metz), dans le service et dans le laboratoire de M. le professeur Debove, à l'hôpital Andral, nous ont appris que toutes les variétés de la dyspepsie peuvent se rencontrer chez les neurasthéniques.

Ce n'est pas ici le lieu de traiter dans son entier la question de la dyspepsie; nous renverrons pour cela à nos autres publications sur ce sujet[1]; mais nous ne pouvons nous dispenser, à cause de l'importance de la

1. *Société médicale des Hôpitaux* 1891-92. — A. Mathieu *maladies de l'estomac, in Traité de médecine*, t. III. Voir aussi dans cette collection : Lavage de l'estomac.

question, de donner ici à cette partie de l'histoire de la neurasthénie un certain développement. Cela est justifié par la fréquence et quelquefois la prédominance des manifestations dyspeptiques dans cet état de névropathie, et, d'un autre côté, par l'importance très grande qu'on a attribuée aux phénomènes gastro-intestinaux dans la genèse de la neurasthénie.

Empressons-nous de déclarer que nous ne considérons pas comme spécialement, comme exclusivement propres à la neurasthénie les formes de la dyspepsie que nous allons passer en revue. On peut les rencontrer encore chez des nerveux qui ne sont pas des neurasthéniques, chez de simples arthritiques, et sans doute aussi chez des malades atteints de gastrite. Rien de difficile à l'heure actuelle, comme de distinguer la gastrite peu accusée, au début, de la névrose stomacale.

Quand il paraît s'agir de dyspepsie purement nerveuse, sans qu'on puisse relever d'autres stigmates manifestes de neurasthénie, on peut, du reste, se demander s'il ne s'agit pas cependant encore de neurasthénie mono-symptomatique, par prédominance excessive. Et, en dernier terme, la question n'a qu'une importance théorique sans grande portée clinique. Ce qu'il importe de savoir, c'est que cette dyspepsie est d'origine nerveuse et de nature névropathique. Qu'elle soit l'expression ou non de la neurasthénie, rien dans ses allures, dans son évolution ne permet de le reconnaître. Il est donc inutile de s'évertuer à chercher et à trouver une limite qui n'est pas dans la nature.

En vertu de la prédominance des manifestations symptomatiques, on peut, à notre sens, distinguer trois formes de la dyspepsie nerveuse :

1° Dyspepsie nervo-motrice avec ou sans hypochlorhydrie ;

2° Hyperchlorhydrie ;

3° Hypochlorhydrie et stase gastrique permanente avec ou sans hypéracidité organique.

1° *Dyspepsie nervo-motrice avec ou sans hypochlorhydrie.* C'est certainement la forme la plus fréquente ; elle présente des degrés plus ou moins accentués. Elle peut aboutir en dernier terme à la dilatation de l'estomac, avec stase, fermentations anormales, et, en conséquence hypéracidité organique. Toutefois, cette variété de dyspepsie stomacale qui correspond à la dilatation de l'estomac, telle que la comprend M. Bouchard, est beaucoup plus rare que la simple dyspepsie nervo-motrice.

Dans les formes les plus légères, l'appétit est conservé, ou à peine un peu diminué, la langue est normale, ou simplement un peu blanche. Immédiatement après le repas, les malades éprouvent plutôt une sensation de bien-être, ils se sentent réconfortés, remontés ; c'est une période de trève dans leur incessant malaise ; momentanément ils oublient toutes leurs misères. La céphalée ou la pesanteur de tête disparaît, ils se sentent dispos ; quelques-uns réservent pour ce moment les occupations qui demandent le plus de lucidité et de liberté d'esprit. (Bouveret.) Cette période de répit ne dure malheureusement pas. Au bout de 20 minutes, d'une demi-heure, d'une heure, survient de la pesanteur au creux épigastrique. Avec cela une certaine sensation de malaise général ; la tête est lourde, les idées moins nettes ; tout travail intellectuel devient pénible. Cela dure aussi pendant deux ou trois heures, pour disparaître complètement, mais ainsi pour recommencer plus tard, dans les mêmes conditions, après le repas suivant.

A un degré plus accentué encore, il y a non seulement de la pesanteur, mais même du ballonnement de l'abdomen, il y a des renvois gazeux, plus ou moins abondants, absolument inodores, et sans aigreurs. Les aigreurs, les renvois acides sont tout au moins exceptionnels dans ces conditions.

Après les repas, les malades sont obligés de desserrer leurs vêtements à cause du ballonnement de l'abdomen. Par l'examen, on constate quelquefois que l'estomac est fortement distendu et que sa forme s'accuse à travers les parois abdominales. Par la percussion on obtient à son niveau une sonorité tympanique d'un timbre amphorique facilement reconnaissable. Le plus souvent, le gonflement ne se montre pas seulement dans la région stomacale, mais aussi dans la zone intestinale. L'atonie du tube digestif, cause principale de ce tympanisme porte, en effet, tout autant sur l'intestin que sur l'estomac : il y a, en réalité, dyspepsie gastro-intestinale.

Tout cela disparaît au bout de quelques heures, et par l'examen de l'abdomen, on ne trouve plus rien qui ne soit normal ; assez souvent cependant encore un certain degré de distension gazeuse de l'estomac. Par la percussion digitale, ou par la succussion hypocratique, le clapotement et le bruit de flot constatés pendant la digestion disparaissent complètement. Il n'y a donc pas là dilatation avec stase, mais simplement distension gazeuse. A cause de la signification attachée depuis les travaux de M. Bouchard, au terme dilatation de l'estomac, nous avons coutume en parlant de cette sonorité tympanique, perceptible dans des limites exagérées, de dire qu'il y a distension de l'estomac. Nous opposons ainsi, à l'exemple de M. Malibran la distension à la dilatation.

Une chose qu'a bien vue M. Malibran, c'est que, dans ces conditions de dyspepsie atonique et flatulente, l'estomac ne paraît pas s'abaisser, il s'élève au contraire dans le thorax, et sa sonorité, facile à distinguer de la sonorité pulmonaire, se perçoit jusqu'à une ligne beaucoup plus élevée que normalement, et parfois jusqu'au voisinage même du mamelon.

Le tympanisme abdominal est quelquefois suffisant pour expliquer en grande partie, par une simple action mécanique, le malaise éprouvé. Nul doute que le diaphragme ne soit refoulé, que l'amplitude de ses mouvements ne se trouve diminuée, et cela, au préjudice de la respiration. De là, la sensation de dyspnée, d'étouffement. Le cœur paraît également gêné ; de là, la turgescence de la face, la petitesse et la rapidité du pouls, et quelquefois même ses irrégularités.

Le malaise est soulagé par l'évacuation des gaz par la voie buccale ou la voie intestinale.

Dans les conditions qui précèdent, la digestion stomacale peut paraître absolument normale, autant du moins qu'on en peut juger par les moyens d'investigation et d'analyse chimique dont on dispose actuellement

On sait que Leube est le premier qui ait appliqué la sonde stomacale, jusque-là réservée au lavage thérapeutique de l'estomac, à l'exploration diagnostique. Après un déjeuner d'une abondance moyenne, il passait la sonde au bout de 5 heures, puis de 6 heures, au besoin de 7 heures. A l'état normal, entre 6 et 7 heures, il ne reste plus dans l'estomac trace des aliments ingérés. Cela prouve que l'évacuation de ce réservoir se fait dans les limites de temps physiologiques, que sa motricité est suffisante pour chasser en temps voulu son contenu dans le duodénum, mais cela ne fournit aucun renseignement sur la façon dont l'acte chimique s'est exécuté. Pour cela, il faut avoir recours à une opération plus complexe. Il faut administer un repas d'épreuve, extraire les aliments ingérés au moment où la digestion a atteint son maximum, et en faire l'étude chimique [1].

Ce n'est pas le lieu d'indiquer ici comment on doit procéder à cet examen [2], mais nous pouvons, et nous devons en exposer les principaux résultats.

1. Voir G. Lyon, Th. de Paris. — A. Mathieu, article Estomac, Traité de médecine de Charcot. Bouchard. t. III. Hayem Winter, Chimisme stomacal.

2. Voir dans la bibliothèque Charcot-Debove le volume : Lavage de l'estomac, par MM. Debove et Rémond (de Metz).

Dans les conditions de dyspepsie névropathique que nous venons d'énoncer, on trouvera assez souvent que la digestion s'est faite dans des conditions à peu près normales.

L'acidité du suc gastrique varie alors de 1.60 à 2 pour 1000. Par les réactifs colorants, on acquiert la certitude qu'il y a de l'acide chlorhydrique libre. Si l'on a recours au procédé plus exact d'Hayem et Winter, on trouve de 0. 30 à 0. 70 pour 1000, par exemple, de cet HCl libre. La réaction des peptones est positive et bien nette L'HCl en combinaison organique peut aller, à peu près (il n'y a rien d'absolu dans ces chiffres,) de 1. 50 à 2 pour 1000.

L'examen par l'éther ou par le procédé de M. le Pr Gautier amène à constater que la quantité des acides organiques de fermentation, n'est pas sensiblement accrue.

Il peut se faire avec un taux d'acidité totale à peu près égal ou peu inférieur, que les réactions de l'HCl, libre disparaissent. Cependant il y a encore des peptones et de l'HCl combiné. Nous dirons plus loin ce qu'on doit penser, à notre sens, de cette diminution de la sécrétion chlorhydrique de l'estomac. La pepsine est produite encore dans des proportions qui paraissent ne pas beaucoup s'éloigner des proportions normales, autant du moins qu'on en peut juger par les digestions artificielles faites à l'aide du suc gastrique filtré, à l'étuve, in vitro avec ou sans addition d'une certaine quantité d'HCl.

La participation de l'intestin à l'ensemble dyspeptique, se trahit, d'une part, par le tympanisme évidemment gastro-intestinal, de l'autre par la constipation, et parfois les selles glaireuses qui caractérisent ce qu'on appelle l'entérite pseudo ou muco-membraneuse. Les hémorrhoïdes ne sont pas non plus très rares chez les neurasthéniques.

La constipation est plus ou moins opiniâtre, très tenace parfois. Elle peut être interrompue par des débâcles diarrhéiques.

C'est surtout chez les personnes constipées que se montrent les selles pseudo-membraneuses ou muqueuses. Parfois elles se présentent sous forme de véritables glaires, semblables à du blanc d'œuf, qui enrobent les matières, ou leur succèdent ; parfois elles ressemblent à du frai de grenouille, à des grumeaux blanchâtres ou grisâtres plus ou moins irréguliers. Enfin ces substances glaireuses peuvent se concréter et prendre l'aspect de fausses membranes fragmentées, plus rarement rubanées.

Les poussées diarrhiéques observées dans ces conditions peuvent faire penser à tort à une véritable dysenterie. Parfois, elles s'accompagnent de coliques, de fièvre, et procèdent par poussées d'une durée de plusieurs jours, mais cela ne se rencontre guère que dans des formes de dyspepsie plus graves, avec une atteinte plus marquée de l'état général, et de l'amaigrissement.

L'amaigrissement, la perte des forces plus accentuée, est, en effet, ce qui caractérise surtout les *formes plus graves* de la dyspepsie névropathique et en particulier de la dyspepsie neurasthénique. La division en forme bénigne et en forme grave, établie par M. Bouveret, est cliniquement fort juste ; elle mérite d'être conservée.

Dans ces *formes plus graves*, l'appétit diminue, il peut même y avoir une inappétence absolue. La langue est sale, couverte d'un enduit blanchâtre, rarement réellement saburrale. Les malaises éprouvés après les repas sont plus précoces et plus accentués. Il y a non seulement une sensation de pesanteur au creux épigastrique, mais quelquefois même une véritable douleur ; c'est une sensation de chaleur, de brûlure. Par la palpation ou provoque de la douleur au creux épigastrique, mais à peu près exclusivement dans sa partie droite, au-dessous et un peu en dehors de l'appendice xiphoïde. Les malades accusent parfois des sensations de crampes. La flatulence est plus ou moins marquée ; elle est assez souvent moins prononcée que dans des formes plus légères. Les renvois s'accompagnent fréquemment d'aigreurs, et même de pyrosis. Comme signe distinctif d'une certaine valeur au point de vue du diagnostic, il est bon de remarquer que les douleurs dans ces conditions sont beaucoup plus précoces et beaucoup moins intenses que celles que l'on rencontre dans l'hyperchlorhydrie.

Des douleurs tardives s'observent aussi quelquefois chez les malades de cet ordre, toutefois elles sont attribuables non plus à l'estomac mais à l'intestin. Elles n'ont par conséquent rien à voir avec l'hyperchlorhydrie.

Ces douleurs surviennent environ deux ou trois heures après le repas. Elles se produisent vers la région ombilicale. C'est tantôt une sensation de brûlure, de chaleur, tantôt une sensation de tortillement qui paraît se produire dans la direction du colon transverse. Ces sensations pénibles surviennent quelquefois la nuit, et alors elles privent les malades de repos. Bon nombre d'entre eux, à cause de cela, ne mangent que très légèrement le soir, pour éviter la nuit ces douleurs d'entrailles, qui prennent quelquefois les allures de véritables coliques. Coliques sèches souvent, car bien qu'elles s'accompagnent d'un bruit plus ou moins marqué de borborygme, elles n'aboutissent à aucune évacuation alvine.

Ces brûlures, ces coliques, ces tortillements vers l'ombilic, transversalement dirigés, ne sont pas très rares chez les malades qui ont de l'entérite muco-membraneuse. C'est donc là une raison de penser que le gros intestin en est réellement le siège.

Dans ces formes plus graves de la dyspepsie neurasthénique, qu'elle soit à prédominance gastrique ou à prédominance intestinale, ou à manifestation également gastrique et intestinale, il survient des signes non équivoques d'abaissement de la nutrition générale. Les malades maigrissent, leur peau prend une teinte jaunâtre ou terreuse. Parfois elle présente un certain degré de sécheresse. La fatigue et la dépression sont plus marquées encore : la dyspepsie, de toute évidence, joue un rôle d'une certaine importance, sinon d'une importance capitale, dans l'ensemble morbide.

Dans une certaine mesure, il peut y avoir inanition par insuffisance de l'ingestion des substances ali-

mentaires. Par dégoût, par crainte des malaises ulté-
rieurs, les dyspeptiques de cette catégorie, en arrivent
quelquefois à restreindre leur alimentation et à la ramener à un taux inférieur au taux de la ration d'en-
tretien.

Peut-être aussi y a-t-il mauvaise utilisation des maté-
riaux ingérés.

Il faut avouer toutefois que nous ne savons que peu
de chose à ce point de vue. Nous ne pouvons examiner,
analyser avec quelque précision que le travail stomacal. De la digestion prise dans son ensemble, de l'utilisation plus ou moins parfaite comme qualité, plus ou
moins complète comme quantité des substances ingé-
rées, nous ne pouvons juger que par l'apparence extérieure, l'aspect du malade, les variations de son poids
et la richesse plus ou moins grande de l'urine en urée.

Quant au rôle propre de l'estomac dans l'apparition
terminale de ce déchet d'origine azotée, nous l'ignorons.
L'estomac et l'intestin qui se succèdent, coopèrent à la
même tâche : dans quelle mesure y contribuent-ils,
nous ne le savons que très incomplètement.

Toutefois, dans ces cas accentués de dyspepsie nervo-
motrice, il y a souvent diminution marquée de la
sécrétion d'HCl. L'HCl libre est nul, l'HCl combiné en
petite quantité. Tantôt l'acidité totale est à peu près
normale ou supérieure à la normale, tantôt elle est très
inférieure. Dans le premier cas, il y a des fermentations
anormales et exagérées ; dans le second, ces fermentations restent très modérées. Elles ne peuvent prendre une
grande importance, on le comprend, lorsque la stase

est peu accentuée, lorsque l'évacuation du contenu de l'estomac se fait à peu près dans les limites de temps voulues, lorsqu'il n'y a pas surtout de stase permanente.

Nous ne pensons pas que l'on puisse mesurer la gravité de ces faits de dyspepsie nervo-motrice, par la richesse plus ou moins grande du suc gastrique en HCl, libre ou combiné. Cela ne veut pas dire que nous n'attribuons aucune importance à cet élément : mais nous ne lui donnons qu'une importance secondaire. Cela parce que des faits physiologiques et pathologiques prouvent que l'intestin peut souvent suppléer l'estomac, ou que tout au moins l'utilisation des aliments est suffisante, avec une sécrétion gastrique très pauvre en éléments actifs : HCl et pepsine, HCl surtout, la pepsine ne disparaissant que rarement et dans des cas très graves.

Si nous mettons en avant l'élément nervo-moteur, avec ses alternatives de spasme et d'atonie (toujours l'excitation et la dépression), c'est qu'il suffit à expliquer la majorité des cas de dyspepsie nervo-motrice, c'est qu'il en est tout au moins l'élément prédominant.

Quand l'atonie atteint un certain degré, il y a tendance à la production de la stase, et par conséquent de fermentations excessives.

La stase permanente et les fermentations caractérisent pour nous une catégorie de faits de dyspepsie qui méritent une étude particulière : elle correspond à la dilatation de l'estomac telle que l'a décrite M. Bouchard[1].

1. Voir page 71.

Entre elle et la variété précédente, il y a de nombreux intermédiaires, de nombreux faits de passage.

L'acidité totale tend à s'exagérer; on trouve parfois 2.50 et même 3 pour 1000; acidité due sans nul doute aux acides de fermentations secondaires que n'enraye pas une dose suffisante d'HCl, et que rend plus importantes un séjour trop prolongé des aliments dans l'estomac. Toutefois, il suffit souvent, en cas semblable, de faire une fois ou deux un lavage stomacal, et d'instituer un régime convenable pour voir cette acidité excessive disparaître. On se trouve dès lors en présence de cas simples d'hypochlorhydrie, avec atonie insuffisante pour que l'estomac ne se vide pas complètement quoique peut-être tardivement.

Le clapotement de l'estomac se perçoit en effet plus longtemps; on peut au bout de 5 à 7 heures trouver encore avec la sonde des aliments dans sa cavité. Cependant, le matin à jeun, on ne trouve plus rien, un peu de bile dans quelques cas, mais pas de liquide acide ou de détritus alimentaires. C'est là un point de la plus grande importance.

.2° *Hyperchlorhydrie*. L'hyperchlorhydrie se rencontre parfaitement chez les neurasthéniques; nous pensons qu'elle y est moins exceptionnelle que ne le dit M. Bouveret.

Nous voulons en rapporter ici un cas très net, intéressant à plusieurs points de vue.

On y trouve en effet tous les signes de la dilatation de l'estomac de M. Bouchard, et des signes évidents de neurasthénie, le tout chez un malade atteint d'hyperchlorhydrie accentuée avec hypersécrétion gastrique continue.

H. G... âgé de 19 ans, tailleur, avait été bien portant jusqu'à l'âge de 16 ans. — A ce moment, il a commencé à souffrir de l'estomac, et cela, à la suite de vifs chagrins. Il habitait avec sa famille dans une petite ville de province ; un de ses frères commit un vol qui l'amena en police correctionnelle où il fut condamné à la prison. Ce fut pour toute la famille un énorme chagrin. Jusque-là, regardés comme honnêtes et très estimés ils se considérèrent comme atteints par la condamnation de l'un d'eux. Ils étaient inconsolables de la honte qui avait atteint leur nom ; tous les jours ils pleuraient ensemble. C'est dans ces conditions qu'ils vinrent habiter Paris où, au moins, on ne les connaissait pas, où on ne les savait pas père, mère et frère d'un voleur.

Ce fut à cette époque, sous l'influence de cette cause de dépression morale, que débutèrent chez H... les phénomènes de neurasthénie et de dyspepsie.

Depuis, il se sent faible, sans courage, incapable de travailler ; cela contraste du reste avec son aspect : c'est un gros garçon rouge, à l'air, il est vrai déprimé et apathique. Il a constamment autour de la tête la sensation d'un cercle de plomb ou d'un casque lourd et étroit. Il éprouve dans les membres de la lassitude, de la courbature sans motif. Il dort peu et mal. Le sommeil, qui se fait longtemps attendre, est traversé par des cauchemars pénibles.

Depuis trois ans, il éprouve après le repas de la pesanteur au creux de l'estomac, il lui monte à la tête des bouffées de chaleur, il est pris de somnolence, il a des renvois acides. Habituellement, il n'éprouve guère de véritables douleurs pendant le jour, mais la nuit il est pris souvent vers deux heures du matin de crises douloureuses très pénibles, avec sensation de brûlure au creux épigastrique. Il est habituellement constipé; de temps en temps, il a des crises diarrhéiques qui ne durent que quelques jours pour faire place de nouveau à la constipation.

L'estomac est fortement dilaté; le matin à jeun on détermine un clapotement évident à trois ou quatre travers de doigt au-dessous de la ligne ombilicale.

On constate très nettement aux doigts l'existence des nodosités de Bouchard.

Voilà donc une observation qu'on eût fait rentrer sans difficulté aucune dans le cadre de la dilatation protopathique du type Bouchard : tout s'y trouve : la dilatation de l'estomac avec stase gastrique le matin à jeun : les nodosités digitales ; la céphalée, l'insomnie, les cauchemars, la dépression générale. Seulement il est à remarquer que tout cela est survenu chez un individu prédisposé, sous l'influence de causes morales et que la névropathie et la gastropathie ont évolué parallèlement, sans qu'on soit en droit de subordonner celle-là à celle-ci.

D'après l'hypothèse de M. Bouchard, on devait ici trouver une diminution de la sécrétion du suc gastrique. une diminution de l'HCl dans l'estomac. Il n'en était rien, ainsi que le démontra l'analyse du suc gastrique après repas d'épreuve. Il y avait au contraire un degré accentué d'hyperchlorhydrie, et, certainement aussi, hypersécrétion continue.

Après le repas d'épreuve dit d'Ewald (60 gr. de pain et 250 de thé léger) et expression du contenu de l'estomac, par la sonde, sans addition d'eau, on trouve une acidité totale de 5,10 pour 1000. La réaction qualitative de l'HCl libre vis-à-vis du vert brillant est très nette. Il y a des peptones en quantité. L'analyse par le procédé de Hayem-Winter indique du reste 0,78 pour 1000 d'HCl libre et 2,16 pour 1000 d'HCl combiné.

Deux semaines plus tard, on extrait après le même repas d'épreuve environ 300 cent. cubes de liquide, ce qui est une quantité excessive, indiquant dans ces conditions une sécrétion gastrique exagérée. (On avait fait auparavant le lavage de l'estomac.) On trouve cette fois une acidité de 4,96 pour 1000, avec 1,75 d'HCl libre et 2,24 d'HCl combiné : L'excès de l'HCl, l'hyperchlorhydrie sont donc nettement accusés.

Les alcalins à haute dose ; le gavage à la poudre de viande, le lait comme boisson, et l'hydrothérapie froide amenèrent en quelques semaines une notable amélioration.

Ce fait présente un intérêt clinique et une importance théorique sur lesquels il est inutile d'insister.

La sécrétion exagérée d'HCl, peut on le sait, se présenter sous trois aspects principaux :

1° La simple exagération de l'acidité chlorhydrique pendant les périodes de digestion ;

2° Les crises d'hypersécrétion chlorhydriques accompagnant habituellement de vomissements nerveux ;

3° L'hypersécrétion continue avec dilatation de l'estomac et stase permanente (maladie de Reichmann). C'est de beaucoup la forme la plus grave. Elle se traduit par des douleurs intenses quelques heures après le repas, douleurs très analogues à celles de l'ulcère rond, et assez souvent par des vomissements qui mettent fin aux crises douloureuses. L'état général est gravement atteint ; il y a de l'amaigrissement, de la perte des forces. L'ulcère rond vient souvent compliquer cette grave gastropathie.

Nous avons vu, pour notre part, des neurasthéniques présenter ces trois variétés différentes d'hyperchlorhydrie. Nous pensons, d'après nos observations, que les neurasthéniques hyperchlorhydriques, pris en bloc, sont aux neurasthéniques non hyperchlorhydriques à peu près dans la même proportion que les dyspeptiques hyperchlorhydriques aux autres dyspeptiques. Or, il y aurait, d'après nous, à peu près un hyperchlorhydrique sur 4 ou 5 dyspeptiques.

3° *Stase permanente et hypochlorhydrie, avec ou sans hyperacidité organique.* C'est en somme exactement la dilatation de l'estomac, telle que la définit M. Bouchard. Elle est relativement rare, d'une façon absolue en clinique, plus rare encore relativement chez les neurasthéniques.

D'où vient donc que M. Bouchard la considère comme fréquente? Comment expliquer cette divergence d'opinion sur une question, non seulement d'interprétation, mais même de fait? C'est que la stase n'est admise par nous qu'après constatation directe, c'est-à-dire après des vomissements abondants de matières en stagnation, ou après exploration par la sonde longtemps après le repas, et, de préférence, le matin à jeun.

Dilatation de l'estomac très marquée, aigreurs, vomissements, douleurs plus ou moins vives au creux épigastrique, acidité souvent supérieure à la normale, pas d'HCl libre, peu d'HCl combiné ; peu de peptones, voilà ce qu'on trouve dans ces conditions.

A leur limite inférieure dans l'échelle de la gravité, ces faits se confondent, nous l'avons dit déjà, avec ceux dans lesquels il y a simplement une atonie gastro-intestinale très marquée. A la limite supérieure, ils se confondent avec les cas de grande dilatation mécanique attribuables soit à la gastrite, soit à un obstacle siégeant à l'orifice pylorique. Il peut se faire alors que la cachexie générale et les phénomènes dyspeptiques fassent penser à l'existence d'un carcinome gastrique, et que le diagnostic présente parfois une extrême difficulté.

On comprend que, dans ces conditions, la neurasthénie n'ait plus de signification ; la gravité de la dyspepsie prime tout ; mais, encore une fois, ces grandes dilatations sont chose rare d'une façon absolue. Elles sont l'aboutissant commun de processus différents : dyspepsie nervo-motrice poussée à son degré extrême et forcément compliquée tôt ou tard de gastrite ; gastrite primitive, le plus souvent alcoolique, et peut-être hyperchlorhydrie avec hypersécrétion. Il serait difficile, impossible même à l'heure actuelle, de faire à la neurasthénie la part qui lui appartient dans cette genèse de la grande dilatation stomacale.

Vertiges [1]. Ce n'est pas sans intention et au hasard que nous plaçons l'étude des vertiges immédiatement après celle de la dyspepsie ; en effet beaucoup des cas de prétendu vertige *a stomaco læso* ne sont que des exemples de vertige chez des individus à la fois névropathiques et dyspeptiques : dyspeptiques parce que névropathiques. Cette névropathie n'est souvent que de la neurasthénie ; cependant les stigmates de l'état neurasthénique peuvent manquer, et on ne peut, en somme, distinguer ces états de nervosisme de celui qu'on trouve chez les arthritiques.

Ce n'est pas qu'on puisse déclarer qu'il n'y a aucune relation entre la dyspepsie et le vertige. Ici, comme dans d'autres conditions, on trouve une sorte de cercle vicieux ; la gastropathie, dérivée de la névropathie l'exagère à son tour.

Souvent le vertige neurasthénique se trouve en rapport avec des manifestations gastriques. C'est ainsi qu'il survient sous l'influence d'une sensation vive de faim. La faim chez les neurasthéniques s'accompagne quelquefois d'une sensation de vertige, et d'un état deminauséeux. Le vertige se retrouve encore, soit chez les mêmes sujets, soit chez d'autres, dans des conditions exactement opposées, c'est-à-dire après le repas. Il accompagne alors les phénomènes de turgescence que l'on constate : bouffées de chaleur au visage, conges-

[1]. Charcot, *Leçons du mardi*, p. 517 1887-88. E. Weill., *Des vertiges*. Th. d'agrégation. Paris, p. 63, 1886.

tion de la face, pesanteur de la tête, obnubilation, etc.

Ce sont là deux modalités peu accentuées du vertige des neurasthéniques.

Il en est d'autres, que nous avons déjà brièvement signalées.

Parfois c'est, dans la rue, une incertitude particulière de la marche ; le malade titube comme un homme ivre. Il lui semble qu'il est poussé tantôt en avant, tantôt latéralement. Le sol a l'air de se lever devant lui, d'être situé sur un plan supérieur à celui sur lequel il se meut lui-même.

L'impulsion ressentie est en quelque sorte au degré le plus faible, ce qui se passe dans le vertige de Ménière. Comme dans le vertige de Ménière, il peut y avoir encore du sifflement, du bourdonnement dans les oreilles ; mais le vertige ne va pas jusqu'à précipiter le malade par terre, jusqu'à lui donner l'horrible sensation de la culbute ou de la précipitation dans un gouffre. Malgré cela, le diagnostic entre le vertige de Ménière et le vertige neurasthénique ne laisse pas que d'embarrasser souvent fortement le médecin le plus expert dans cet ordre de choses.

M. Charcot insiste beaucoup sur ce que le vertige de Ménière vrai s'accompagne souvent d'une diminution de l'ouïe, unilatérale ou bilatérale, indice d'une lésion de l'appareil auditif.

Le vertige rotatoire avec idée de déplacement circulaire des objets ou rotation du malade lui-même est plus rare que les précédents.

Disons en terminant, et cette remarque est encore de

M. Charcot, qu'il est curieux de constater que c'est à des degrés souvent peu marqués de dyspepsie que le vertige névropathique se trouve lié. On ne le trouve plus lorsqu'il y a quelque grave lésion de l'estomac : gastrite, cancer, dilatation par rétrécissement du pylore. Il est difficile, d'après cela, d'en faire purement et simplement un vertige stomacal.

SYMPTOMES SECONDAIRES DE LA NEURASTHÉNIE

Nous avons passé en revue les symptômes principaux, les manifestations de première ligne, les stigmates de la neurasthénie. De leurs combinaisons, de leur prédominance, de leurs degrés relatifs, naissent des formes cliniques déjà très variables ; mais en examinant ces maîtres symptômes, nous sommes loin d'avoir épuisé la séméiologie de la maladie. Dans les divers appareils, on peut observer des manifestations, évidemment névropathiques, importantes parfois, mais moins caractéristiques. Elles peuvent se réunir, se combiner ensemble, d'après les motifs les plus variés sans que, cependant, on soit jamais en droit de diagnostiquer la neurasthénie. Mais lorsqu'elles se surajoutent à cette dernière, elles en viennent modifier assez notablement l'aspect.

Dans l'énumération qui va suivre, nous procéderons simplement appareil par appareil.

Nous ne donnerons pas place ici aux manifestations ou aux symptômes qui, dépendant d'états névropathiques bien déterminés, caractérisent lorsqu'on les rencontre, de véritables associations morbides : ainsi la migraine, les phobies, qui relèvent de la dégénérescence, l'hémianesthésie qui dérive de l'hystérie.

Système nerveux. — *Phénomènes cérébraux.* — Il n'est pas rare, chez les neurasthéniques, de constater un certain degré de bizarrerie, de singularité, d'excitabilité. Il est bon de noter, toutefois, que cela appartient plus à la névropathie fondamentale, héréditaire, qu'à la neurasthénie elle-même, et cette remarque, en somme, on pourrait la répéter à peu près pour tous les symptômes ou toutes les associations de symptômes qui ne méritent pas de prendre rang parmi les stigmates de la névrose. C'est ainsi que cette même bizarrerie, cette même excitabilité, cette même tendance à l'instabilité d'humeur, on la retrouve aussi facilement chez les goutteux, les rhumatisants, les diabétiques.

A un degré plus accentué, cela se rapproche des accidents vésaniques de la dégénérescence ; si la colère n'est qu'une courte folie, le tempérament emporté, la tendance aux violents accès de fureur. n'ont guère moins de valeur dans la série héréditaire cérébropathique que des crises épileptiques.

La tendance à l'*hypocondrie* est habituelle chez les neurasthéniques. Volontiers ils voient les choses en noir ; volontiers ils se croient atteints de maladies graves, mortelles, de cancer de l'estomac, d'affection organique du cœur, etc. Ils se découragent facilement, ils se voient, par exemple, volontiers menacés d'être obligés de renoncer à leur vocation, à leurs occupations, aux travaux de leur profession, aux biens du présent et aux espérances de l'avenir, par le fait de leur maladie.

Cependant, chez eux, ce n'est pas comme chez les mélancoliques, une véritable hallucination. Derrière leurs craintes, leurs doléances, leur découragement il y a quelque chose de vrai. Ils ressentent trop vivement leurs souffrances, ils ont tendance à en exagérer la portée, mais ces souffrances sont réelles. Il y a à tout cela un point de départ positif qui manque chez les véritables aliénés. Ils sont accessibles au raisonnement, ils se laissent impressionner par les paroles d'encouragement de leur médecin : on peut les remonter.

Les aliénés hypocondriaques sont, au contraire, inaccessibles au raisonnement. Il y a là une distinction des plus importantes que l'on n'a pas toujours faite d'une façon suffisante.

Nous étudierons les phobies, et certains autres symptômes cérébraux, à propos des formes de la neurasthénie qui résultent de sa combinaison avec un autre état morbide, et plus particulièrement avec la dégénérescence mentale héréditaire.

Troubles de la motilité. — Nous avons, comme il convient, donné rang de stigmate à l'affaiblissement général du système neuro-musculaire, à l'asthénie neuro-musculaire ; nous n'avons pas à y revenir ici.

On a, en dehors de cette asthénie généralisée, signalé dans la neurasthénie un certain nombre de troubles de la motilité, *troubles parétiques* et même *paralytiques, tremblement, crampes musculaires, tressaillement fibrillaire* des muscles.

C'est encore une question qui n'est pas définitivement tranchée que de savoir si la neurasthénie peut, par elle-même, donner lieu à de vrais phénomènes paralytiques. Autant la chose est bien démontrée pour l'hystérie, autant elle est incertaine encore pour la neurasthénie. Dans l'hystéro-neurasthénie, elle s'observe également dans un bon nombre de cas ; mais il est logique de la mettre alors sous la dépendance de l'hystérie.

Cependant Beard croit à l'existence de véritables paralysies motrices de nature neurasthénique et M. Bouveret qui a vu des crises de paralysie ou de parésie survenir chez des malades qui n'avaient aucun stigmate d'hystérie, mais seulement des stigmates de neurasthénie, déclare se ranger à l'opinion de l'auteur américain.

Il peut s'agir, tantôt d'une véritable impuissance motrice d'un membre, tantôt d'une véritable paralysie. Cette paralysie, d'après M. Bouveret. aurait en tout cas trois caractères principaux : « Elle est incomplète, mobile, de très courte durée, et le plus souvent procède par accès de quelques minutes seulement. »

Le *tremblement* des neurasthéniques n'est sans doute simplement qu'un tremblement névropathique chez des neurasthéniques. Je l'ai vu se produire dans des cas de neurasthénie ou d'hystéro-neurasthénie, à début brusque, survenant à la suite d'un choc traumatique et d'une violente émotion, chez quelques-unes des victimes de la catastrophe de Saint-Mandé. C'est un tremblement à oscillations brèves et rapides qui rappelle beaucoup le tremblement si bien décrit dans la maladie de Basedow par M. Pierre Marie.

Les *crampes musculaires* seraient fréquentes chez les neurasthéniques. Elles s'observent surtout au lit, pendant la nuit ; elles sont parfois extrèmement douloureuses. C'est en tout cas un phénomène névropathique. On le voit survenir chez des individus irritables, prédisposés, sous l'influence de l'ingestion inaccoutumée d'une petite quantité de liqueurs alcooliques, peut-être plus spécialement de certaines liqueurs, la chartreuse, en particulier.

Des *tremblements fibrillaires* en tout semblables à ceux qu'on voit dans l'atrophie musculaire d'origine médullaire, ont aussi été relevés chez les neurasthéniques.

Les *crampes fonctionnelles*, impotences fonctionnelles de Duchenne de Boulogne — la crampe des écrivains est de toutes la mieux connue — seraient également assez fréquentes chez les mêmes malades. Il y a là une association morbide qu'explique le fond commun de névropathie, et, le plus souvent, de prédisposition héréditaire.

Sensibilité générale. — Les troubles de la sensibilité générale sont communs et parfois très accentués chez les neurasthéniques. Ils vont assez volontiers avec la rachialgie, et ils correspondent nettement à des formes cliniques décrites déjà avant que la neurasthénie ait été constituée, sous les noms d'irritation spinale, de névralgie générale de Valleix, d'hypéresthésie générale de Monneret.

Quelquefois, l'état morbide de la sensibilité générale se traduit par une sensibilité exquise aux influences extérieures, au froid, à la chaleur, au vent, à l'état hygrométrique, et peut-être à l'état électrique de l'atmosphère.

Le vent est l'ennemi personnel de certains neurasthéniques, comme aussi de certains névropathes mal définis, des arthritiques. Ils sont très désagréablement impressionnés par le moindre courant d'air. Exposés au vent ils éprouvent de suite du malaise et, plus tard, de la courbature générale.

Quelques-uns sont de véritables baromètres vivants, les variations de l'état atmosphérique retentissent très vivement sur eux. Ils sont particulièrement sensibles à l'approche de l'orage.

Un de ces malheureux malades déclarait sentir les nuages monter dans le ciel ; sans les voir il en devinait la présence et l'influence néfaste. Pendant les orages et la pluie, il éprouvait des douleurs de tous côtés, à en crier, disait il.

Ces névropathes *barométriques* sont évidemment réellement très sensibles aux influences atmosphériques, mais il y a chez eux une sorte d'entraînement morbide, d'auto-suggestion de nature assez complexe. Il est à remarquer qu'ils font assez volontiers parade de leur sensibilité si grande.

La *sensibilité exagérée, l'hyperesthésie* du cuir chevelu a été signalée déjà à propos des stigmates neurasthéniques. On peut aussi rencontrer sur la peau des plaques hyperesthésiques très irrégulièrement situées et de dimensions variables.

Diverses sensations, plus ou moins pénibles peuvent aussi être observées : des fourmillements, des picotements, qui rappellent dans une certaine mesure les douleurs fulgurantes des ataxiques, des sensations de brûlure des orteils (Beard).

Les *neurasthéniques* sont sujets à un prurit généralisé ou localisé, en particulier aux membres inférieurs, prurit indépendant de toute éruption cutanée. Le prurit est, du reste, une manifestation au plus haut point névropathique. MM. Brocq et Jacquet [1] ont démontré que dans le lichen chronique, et en particulier dans le lichen plan ou lichen de Wilson, l'élément primitif serait un véritable état de névrose cutanée. La démangeaison susciterait le grattage, et celle-ci amènerait secondairement l'apparition de papules bientôt excoriées. En supprimant le grattage par l'enveloppement, on supprime l'éruption. Bien plus, en agissant directement sur l'élément primitif d'irritabilité, de nervosisme de la peau par des douches tièdes, on amènerait assez facilement la guérison des dermatoses telles que le lichen plan, considérées par les spécialistes comme tout particulièrement rebelles au traitement (Jacquet). Le prurit étant une manifestation d'ordre névropathique, dérivée du nervosisme général, il n'y a rien d'étonnant à ce qu'on le constate chez les neurasthéniques.

La *susceptibilité idiosyncrasique* de ces malades à

1. Société de dermatologie et *Annales de dermatologie*, 1891.

l'action de certaines substances médicamenteuses a été plusieurs fois remarquée. Les médicaments peuvent produire des effets inattendus, paradoxaux, ou agir à des doses extrêmement faibles.

L'opium, dit Beard, amènerait plutôt l'excitation que l'apaisement, le calme et le sommeil. Le thé et le café produiraient, même à faible dose, l'agitation, l'insomnie, des palpitations. L'alcool produirait des accidents d'ébriété, même à des doses très faibles chez certains malades ; d'autres, au contraire, pourraient en absorber impunément des quantités considérables et n'en éprouver qu'une sensation de force et de soulagement.

Ici encore il faut tenir compte de l'auto-suggestion, et de la suggestion en retour attribuable aux personnes qui vivent dans l'entourage du malade. Les idées ainsi acquises sur l'action exagérée ou bizarre de certaines substances ne sont parfois que de véritables illusions, œuvre d'une imagination portée à se trouver des côtés merveilleux. On met souvent un amour-propre inconscient à avoir des souffrances inconnues des autres, et en quelque sorte raffinées ; il y une aristocratie dans la maladie.

Sens spéciaux. — *Vue.* — *La congestion de la conjonctive* serait très fréquente chez les neurasthéniques ; Beard l'a comparée à celle que l'on observe chez les individus en état d'ébriété. On pourrait la comparer également à celle que l'on voit souvent après une nuit d'insomnie. Parfois les paupières sont lourdes au réveil, il y aurait même parfois un certain degré d'œdème, mais cette sensation de pesanteur serait attribuable surtout à une véritable parésie du muscle releveur de la paupière.

Les *pupilles* peuvent être dilatées d'une façon permanente; assez souvent la dilatation alterne rapidement avec le resserrement. Elles peuvent être inégales, mais cette inégalité est le plus souvent instable ; tantôt la pupille droite est la plus large, tantôt la gauche. Hirt cependant (cité par Bouveret), a vu l'inégalité des pupilles persister pendant huit à dix mois en l'absence de toute lésion matérielle.

A signaler encore, un certain alanguissement du regard, et des sensations absolument subjectives de mouches volantes. La congestion de la rétine, indice suivant Beard, d'une congestion analogue de l'encéphale, s'observerait du reste parfois ; mais habituellement l'examen ophtalmoscopique de l'œil est absolument négatif, même chez ceux qui présentent les phénomènes de l'*asthénopie* neurasthénique.

Voici en quoi elle consiste. Lorsque les neurasthéniques veulent faire un travail qui exige une certaine fixation de la vue, lire ou écrire, par exemple, ils éprouvent souvent une sensation de gêne, de tension pénible au niveau du globe oculaire ; bientôt la vue devient indistincte, il y a comme un brouillard devant les yeux. Cette fatigue rapide de la vue se reproduit à chaque nouvelle tentative de lecture ou d'écriture, les malades sont obligés d'y renoncer. Cependant on ne peut trouver aucune lésion des milieux transparents, ni de la rétine. Il y aurait, d'après

Collins [1], une fatigue précoce du muscle de l'accommodation, de même qu'il y a fatigue rapide des muscles de la vie de relations.

L'asthénopie neurasthénique serait plus fréquente chez la femme que chez l'homme, cependant Beard lui-même l'a vue chez des neurasthéniques mâles. Il lui attribue une signification pronostique défavorable.

On a quelquefois rencontré le *rétrécissement du champ visuel* chez les neurasthéniques. M. Charcot l'a vu d'une façon épisodique à la suite d'accès de vertige, il serait éminemment passager, contrairement à ce qu'on observe chez les hystériques. M. Pitres a vu également le rétrécissement concentrique du champ visuel des deux yeux chez un jeune homme neurasthénique (Bouveret).

Ouïe. — Il existe chez certains malades une extrème sensibilité auditive, sensibilité douloureuse qui fait que les moindres bruits produisent une sensation de malaise et d'agacement (Krishaber). Parfois, des bruits subjectifs, sifflements, bourdonnements, bruits isochrones aux pulsations artérielles.

Goût et odorat. — Pour le goût, on observe assez souvent des bizarreries et des caprices; pour l'odorat une susceptibilité extrème à l'égard de certaines odeurs; tout cela beaucoup plus névropathique que neurasthénique.

Circulation. — Le *cœur* est souvent atteint dans la neurasthénie. Les palpitations sont fréquentes; elles surviennent par accès, sous l'influence d'une émotion,

1. *Royal London ophtalmol. Hosp. Rep.* XII, p. 4.

de l'exercice, ou encore des repas. Les battements sont rapides, tumultueux, s'accompagnant d'une sensation pénible de choc et d'ébranlement de la région précordiale. Les battements des carotides sont facilement perceptibles à la vue. Parfois il existe un certain degré d'arythmie.

Ces crises de palpitations provoquent une vive angoisse chez les malades. Ils se figurent facilement être atteints de quelque grave lésion organique. Il arrive que les médecins commettent la même erreur, et qu'ils aggravent le malaise des malades et l'ataxie du cœur en administrant à tort des médicaments qui devraient être réservés contre l'asystolie, et, en particulier la digitale. L'intensité des battements du cœur, quelquefois l'apparition de bruits extracardiaques dus sans doute à la violence des contractions ventriculaires expliquent dans une certaine mesure l'embarras et l'erreur des médecins.

Ziemssen, dans un cas, a vu l'arythmie cardiaque se montrer chez un neurasthénique et persister pendant des mois ; elle céda complètement et ne reparut plus après un séjour à la campagne, dans des conditions parfaites de tranquillité morale et de repos physique.

Nul doute que chez des cardiaques avérés pourvus d'une réelle lésion organique, valvulaire ou myocardique, cet élément névropathique ne tende assez souvent à jouer momentanément un rôle d'une réelle importance ; de là, chez ces malades, les effets si bons de la villégiature et du repos moral, intellectuel et physique. Nous avons, pour notre part, rencontré assez souvent soit la neurasthénie bien stigmatisée, soit un état très voisin de névropathie chez des malades atteints d'une insuffisance aortique.

Faut-il comprendre dans les accidents de la neurasthénie la *tachycardie paroxystique?* Souvent, chez les neurasthéniques, on peut rencontrer pendant des périodes plus ou moins prolongées de l'accélération du pouls; on compte, sous l'influence de la moindre émotion, d'un examen médical ou de toute autre cause insignifiante, 110, 120, 130 pulsations. On a signalé parfois la coïncidence de la neurasthénie et du goitre exophtalmique, qui compte la tachycardie parmi ses phénomènes caractéristiques. Peut-il donc chez les neurasthéniques s'installer une véritable *tachychardie paroxystique* justiciable purement et simplement de la neurasthénie? M. Bouveret l'admet et il en distingue deux formes, une forme bénigne et une forme grave. Celle de ses deux observations qui se rapporte à cette seconde forme s'est terminée par la mort. Nous avouons ne pas être convaincu. Que la tachycardie puisse se montrer chez les neurasthéniques, nous ne le nions nullement; ils n'en sont pas plus à l'abri que des affections organiques du cœur; leur qualité de névropathes les y prédispose même d'une façon toute particulière, mais il semble qu'il s'agisse là d'une association symptomatique, plus que de l'apparition d'un symptôme de nature neurasthénique.

L'angine de poitrine, est une des manifestations les plus graves de cet état névropathique. Les publications de Landouzy et de Huchard ont servi à dégager l'angine de poitrine névropathique et à l'opposer à l'angine de poitrine symptomatique d'une affection aortique [1].

L'angine de poitrine névropathique, la fausse angine névropathique, qui peut parfois se rencontrer chez des sujets qui ont une lésion cardiaque organique, se distingue par des caractères généraux : les attaques surviennent sans cause connue en dehors de toute marche contre le vent, de tout effort ; elles présentent une intensité beaucoup moindre que celle des attaques angineuses graves, symptomatiques d'une lésion de l'aorte ou des coronaires ; elles ne déterminent pas une si horrible sensation d'angoisse, une si atroce idée de mort imminente ; les accès sont plus prolongés, plus fréquents. Parfois même ils reviendraient avec une véritable régularité.

Il y a lieu évidemment de les rapprocher, par leur nature, par leur origine névropathique, et, aussi, par leur modalité clinique, des crises angineuses observées et décrites chez les hystériques par MM. Charcot et Marie [2]. Elle s'accompagnerait parfois comme celle-ci de troubles vaso-moteurs périphériques, d'une sensation de constriction thoracique, de strangulation. Tout d'abord la face est pâle, le pouls petit, les battements du cœur faibles : plus tard, au contraire, la face devient rouge, turgescente, les battements du cœur plus in-

1. Landouzy, *Progrès médical*, 1883. H. Huchard. *Maladies du cœur et des vaisseaux*, 1889.

2. Marie, *Revue de Médecine*, p. 312, 1882.

tenses, le pouls plus plein. Il peut y avoir aussi, surtout au début, anémie vaso-motrice et refroidissement des extrémités.

Le *pouls* présente des modifications fréquentes, en rapport d'une part avec l'accélération plus ou moins grande des battements du cœur et de l'autre avec l'état rapidement variable de la tension artérielle.

Les pulsations des grosses artères sont souvent très exagérées ; celles des carotides surtout.

La variabilité du pouls a été constatée par la plupart des auteurs. On a cherché dans l'état de la tension artérielle, mesurée par le sphygmographe, des données sur la gravité de la maladie.

D'après Webber [1], la diminution notable du tonus artériel serait l'indice de la gravité particulière de l'affection, de sa durée probable, de sa résistance au traitement.

Les *troubles vaso-moteurs* sont très communs chez les malades de cet ordre, ils ont cela de commun avec beaucoup d'autres névropathes de divers ordres, certains héréditaires, les arthritiques, les malades en instance de goître exophtalmique, etc.

La rougeur émotile est souvent très accusée, et très facilement provoquée chez beaucoup d'entre eux ; elle peut même s'étendre sur le tronc, et donner lieu à ce qu'on a appelé la *roséole émotile*.

Souvent on constate des poussées congestives, survenant quelquefois sans aucun prétexte ; ces poussées

1. Webber, *Boston médic. Journal*, 3 mai 1888, cité par M. Bouveret.

congestives sont particulièrement fréquentes après le repas.

A noter fréquemment aussi une tendance très grande au refroidissement des extrémités. Les mains pâlissent et deviennent froides. Cette pâleur, il est vrai, fait aisément place à une rougeur congestive. La pâleur de la face alterne volontiers avec sa rougeur.

On peut se demander si de pareilles modifications ne se font pas plus ou moins brusquement du côté des viscères et si elles ne peuvent pas expliquer certains des phénomènes observés, le vertige, quand il s'agit du cerveau, les bourdonnements, les sifflements d'oreilles ; les poussées de diarrhée, quand il s'agit de l'intestin.

Rappelons de nouveau, en terminant, que les congestions sont chose fréquente dans d'autres névroses. M. Peter a particulièrement insisté sur les poussées congestives du début de la maladie de Basedow ; on a proposé de dénommer l'arthritisme, la diathèse congestive.

Respiration. — Peu de chose à signaler de ce côté : parfois une sensation d'oppression, de la toux nerveuse. Beard prétend que l'asthme des foins est fréquent chez les neurasthéniques ; c'est là encore beaucoup plutôt une manifestation névropathique, qu'une manifestation neurasthénique, bien que son apparition soit loin d'être rare chez les neurasthéniques.

Organes génito-urinaires. — C'est une question très discutée que celle des rapports de la neurasthénie et des lésions et des troubles fonctionnels des organes génitaux, chez l'homme et chez la femme. Les uns voient dans les phénomènes morbides de la sphère génitale le point de départ et la cause première des accidents névropathiques ; les autres mettent, au contraire, la neurasthénie au premier plan, et ils en font dériver les symptômes génitaux. Il y a, à notre sens, exagération dans un sens comme dans l'autre. Pour que se développent les phénomènes neurasthéniques, il faut avant tout qu'il y ait eu prédisposition. Cette prédisposition, plus ou moins latente et muette jusquelà, peut se réveiller sous l'influence d'une cause occasionnelle à localisation génitale. A son tour la névropathie retentit sur la maladie locale et tend à l'aggraver, c'est toujours ce même cercle vicieux que tant de fois déjà nous avons signalé.

Examinons les choses successivement chez la femme et chez l'homme.

Chez la femme, atteinte de lésion chronique de l'utérus et de ses annexes, la neurasthénie est souvent observée. Quoi d'étonnant qu'elle apparaisse dans des conditions où tout se réunit souvent pour susciter la névropathie. Les douleurs répétées, parfois une longue réclusion, la coquetterie et l'amour-propre blessés, les ennuis de toute sorte que créent à une femme l'existence et la conscience d'une infirmité sexuelle. Tout cela est bien fait pour amener le découragement, la dépression et, pour l'appeler par son nom, la neurasthénie. Celle-ci, à son tour, peut aggraver la maladie locale en vertu des troubles généraux de santé qu'elle provoque, de l'anémie qu'elle favorise, de la dyspepsie qui amène un trouble de la nutrition, etc.

La neurasthénie génitale de la femme, ne peut donc être considérée que comme un cas particulier de neurasthénie secondaire, ce qui n'est pas pour nous, nous prions qu'on veuille bien le remarquer, l'équivalent de neurasthénie symptomatique.

M. Charcot a protesté avec une juste indignation contre ceux qui ont enlevé les ovaires des hystériques sous prétexte de les guérir de leur névrose ; il a protesté avec plus d'énergie encore contre ceux qui ont enlevé les ovaires des femmes neurasthéniques. L'ovarie des hystériques était encore un prétexte à la castration. Ce prétexte même, tout mauvais qu'il est, fait défaut dans la neurasthénie.

Chez l'homme, les rapports de la neurasthénie et des organes génito-urinaires sont plus variés encore.

Dans la phase première de la névropathie, il peut y avoir irritation et priapisme, dans la seconde, impuissance complète, totale.

Les neurasthéniques sont toujours très affectés par l'existence d'une affection génito-urinaire ; par la blennorrhagie en particulier. Ils sont réellement frappés dans leur virilité, dans leur confiance en eux-mêmes.

Lorsque l'écoulement a presque totalement disparu, ils ne sont pas débarrassés de leur inquiétude. Ils vivent en contemplation devant leur canal. Ils passent des heures à chercher à en exprimer une goutte de muco-pus. Ils s'affolent de la présence de quelques spirales, de quelques filaments blanchâtres dans le premier jet de la miction. Volontiers ils ont recours aux injections, au cathétérisme, aux remèdes de divers ordres, conseillés souvent par des gens d'une compétence douteuse. Par tout ce qu'ils font, ils augmentent le mal, ils entretiennent la prostatorrhée qu'a laissée derrière lui l'écoulement blennorrhagique. La neurasthénie est la conséquence de cet état permanent d'inquiétude chez des névropathes de vocation.

Avec la *spermatorrhée*, la chose est plus complexe encore.

L'histoire classique est celle-ci. A des excès de masturbation ou de coït, à une spermatorrhée volontaire, active, succède une spermatorrhée involontaire, passive. C'est d'abord une éjaculation plus rapide dans le coït, une éjaculation dès les premiers attouchements. Quelquefois des rêves lascifs, amenant la perte séminale.

Plus tard le sperme s'écoule en dehors de toute excitation sexuelle, de tout rêve ; il s'écoule dans les efforts de défécation, parfois simplement à la fin de la miction.

Par la perte de substance on expliquait l'épuisement consécutif à la spermatorrhée. A l'heure actuelle, certains auteurs pensent qu'il existe dans le sperme un agent d'une grande puissance tonique, une sorte d'essence de virilité. De là les tentatives faites par M. Brown-Sequard et par d'autres, pour le traitement de l'épuisement nerveux sous toutes ses formes.

La neurasthénie serait donc consécutive, et subordonnée à la spermatorrhée. L'explication contraire peut tout aussi bien être admise, pour un grand nombre de cas tout au moins. L'élément primordial serait alors le nervosisme. Ceux qui font des excès sexuels, naturels ou non, sont déjà des névropathes, et c'est pour cela précisément qu'ils font ces excès.

Que l'excitation première fasse place à des périodes de plus en plus rapprochées, puis ininterrompues de dépression c'est la loi générale de la névropathie. Ainsi se constitue la spermatorrhée passive, atonique, dans certains cas tout au moins. Elle exagère la neurasthénie qui la rend à son tour moins curable.

Si la spermatorrhée s'explique par quelque lésion inflammatoire chronique de la région prostatique de l'urèthre, on se trouve ramené aux cas de blennorrhagie chronique que nous avons tout d'abord envisagés.

Tels sont, pour nous, les rapports de la spermatorrhée et de la neurasthénie.

Signes objectifs. — Existe-t-il des signes objectifs de la neurasthénie? La chose a été contestée.

On a donné comme un signe objectif la variabilité des *tracés sphygmographiques*, qui indique des modifications rapides de la tension vasculaire. A quelques heures, à quelques instants d'intervalle, on trouve les différences les plus grandes. (Beard, Webber.)

Par le *dynamomètre* on a mesuré, traduit en chiffres l'asthénie musculaire. L'*esthésiomètre* a permis, dans certaines conditions, de donner des troubles de la sensibilité une mesure également matérielle.

Cela ne suffit pas pour caractériser un état morbide.

La neurasthénie est une maladie à manifestations à peu près exclusivement subjectives.

Il est regrettable qu'elle échappe à une suffisante appréciation objective, à cause surtout des contestations judiciaires auxquelles elle donne lieu ; à cause de l'intérêt qu'il y aurait, à bien des points de vue, à écarter la simulation et l'exagération intéressées.

FORMES CLINIQUES DE LA NEURASTHÉNIE

De la prédominance de certains des symptômes capitaux de la neurasthénie, de la répartition des phénomènes, de leur combinaison avec d'autres névroses résultent des formes cliniques, dont on a eu, à notre sens, le tort d'exagérer le nombre.

Voici, en effet, l'énumération des formes cliniques admises par les principaux auteurs :

Beard. — Cérébrasthénie.

Myélasthénie.

Forme gastrique.

Forme génitale.

Neurasthénie traumatique.

Hémineurasthénie.

Hystéro-neurasthénie.

Bouveret. — Neurasthénie cérébro-spinale.

— cérébrale. — Cérébrasthénie.

— spinale. — Myélasthénie.

— aiguë.

— héréditaire.

Neurasthénie féminine.
—   génitale.
Hystéro-neurasthénie.
Hystéro-neurasthénie traumatique.

Levillain. — I. *Variétés cliniques.*

Forme cérébro-spinale commune,
Hémineurasthénie.
Cérébrasthénie.
Myélasthénie.
Neurasthénie cérébro-gastrique et céré-
    bro-cardiaque.
Névrose gastrique.
Neurasthénie sexuelle de Beard.

II. *Variétés étiologiques.*

Neurasthénie traumatique.
Hystéro-neurasthénie.
Neurasthénie héréditaire.
Neurasthénie féminine.
Neurasthénie mâle et ouvrière.

On voit que si l'accord existe sur certaines variétés
cliniques, il est loin d'être complet. Tout cela paraît
très compliqué, mais est en réalité assez simple, et il
serait facile, en s'engageant dans la voie indiquée par
les auteurs qui précèdent, d'augmenter encore le nombre des formes de la neurasthénie ; pourquoi ne pas
admettre, par exemple, une neurasthénie oculaire

pour les malades qui présentent d'une façon accentuée, le phénomène de l'asthénopie ?

Frappé des inconvénients de ces longues énumérations de formes plus ou moins bien motivées, M. Blocq [1] propose un tableau très simple dans lequel il est facile de faire rentrer presque tous les cas de neurasthénie.

A. Neurasthénie sans prédominance excessive d'aucun syndrome. *Neurasthénie générale.*

B. Neurasthénie avec prédominance d'un syndrome relevant plus particulièrement.

a) De l'appareil cérébral : *Neurasthénie cérébrale.*

b) De l'appareil nerveux spinal : *Neurasthénie spinale.*

c) De l'appareil nerveux sympathique. *Neurasthénie sympathique.*

d) De l'appareil nerveux périphérique. *Neurasthénie périphérique.*

On peut faire à ce tableau quelques objections : où pourrait-on, par exemple, y ranger l'hémineurasthénie ? Qu'entendre exactement par neurasthénie sympathique ? M. Blocq y place sans doute la neurasthénie cardiaque et la neurasthénie gastrique ou gastro-intestinale ; l'expression n'est pas alors très juste, car on peut incriminer tout aussi bien le pneumogastrique que le sympathique ; il faudrait dès lors dire neurasthénie vago-sympathique et la subdiviser en neurasthénie cardiaque et neurasthénie gastro-intestinale ou dyspeptique.

Du reste M. Charcot n'attache qu'une médiocre im-

1. *Gaz. des Hôpit.*, n° 46, 1891.

portance à ces divisions; la prédominance de telle ou telle manifestation, de telle ou telle localisation, ne masque pas le caractère général de la névropathie sous-jacente : c'est sa gravité qu'il importe surtout de déterminer. La question des *formes* est secondaire. Il ne faut donc pas outre mesure s'en préoccuper, ni leur attribuer une signification trop étroite.

Trois circonstances cliniques sont surtout à considérer parce que leur existence ou leur absence donne immédiatement des données importantes sur l'étiologie de l'état névropathique et sur son évolution probable :

1° La neurasthénie est simple, exempte de tout signe marqué de dégénérescence, exempte de toute autre névrose surajoutée ;

2° La neurasthénie s'accompagne de signes certains, accusés de dégénérescence ;

3° A la neurasthénie se surajoutent des stigmates d'une ou de plusieurs autres névroses. (L'exemple le plus fréquent est donné par l'hystéro-neurasthénie.)

A propos de l'évolution, nous rechercherons s'il y a lieu d'admettre une *neurasthénie aiguë*.

1° NEURASTHÉNIE SIMPLE

Nous entendons donc par là la neurasthénie indépendante de stigmates d'autres névroses. (Hystérie, épilepsie, migraine, etc.)

Ses variétés cliniques sont nombreuses ainsi qu'en

témoignent les tableaux dressés par les auteurs et que nous avons reproduits plus haut.

Il est facile en tout cas de se rappeler que ces formes sont caractérisées par la prédominance des symptômes sur telle ou telle partie du système nerveux, sur tel ou tel appareil. On peut admettre ainsi les formes suivantes :

Système nerveux
- Neurasthénie cérébro-spinale.
- — cérébrale.
- — spinale.
- — périphérique.

Appareil digestif. — Neurasthénie dyspeptique.

Appareil circulatoire. — Neurasthénie cardiaque.

Appareil génito-urinaire. — Neurasthénie génitale

Ajoutons, une fois pour toutes, qu'à chacune de ces variétés on doit ajouter la mention *légère* ou *grave* : si l'on veut avoir une juste idée des possibilités diverses. L'intensité de la maladie est un élément important, dont il faut toujours tenir compte.

Neurasthénie cérébro-spinale. — La neurasthénie cérébro-spinale, sans prédominance marquée des localisations sur tel ou tel département du système nerveux, est celle qui a servi de base à toutes les descriptions. Dans un certain nombre de cas que l'on doit ranger ici, on peut rencontrer les phénomènes principaux, caractéristiques de la neurasthénie, les stigmates en un mot, distribués en quelque sorte dans un ensemble dont toutes les parties se balancent, sans l'emporter notablement les unes sur les autres. Il est bien délicat, du reste, de dire à quel moment se trouvent méritées les dénominations de *cérébrasthénie* et de *myélasthénie*, par lesquelles on désigne la neurasthénie cérébrale et la neurasthénie spinale.

Dans la neurasthénie cérébro-spinale simple, on trouve donc, du côté de la tête et du cerveau de la céphalée, de l'insomnie, de la diminution de la volonté, de l'impuissance au travail intellectuel, de la diminution de la mémoire ; du côté de la colonne vertébrale et de la moelle, de la rachialgie, des douleurs erratiques ou névralgiques des membres, de l'irritation de la vessie, de l'asthénie motrice, enfin, du côté des viscères, de la dyspepsie gastro-intestinale, des palpitations. C'est, une fois de plus, le tableau moyen de la neurasthénie commune.

A cette forme banale, on peut dire, on peut annexer certaines formes que distinguent certains auteurs, mais qui n'ont guère de spécial que leur gravité et leur évolution. Ce ne sont donc en réalité que des subdivisions, ainsi la neurasthénie héréditaire, la neurasthénie féminine.

On peut en rapprocher également l'*hémineurasthénie*.

Examinons successivement quels sont les caractères qui pourraient à la rigueur permettre de conserver à ces modalités l'importance de véritables formes cliniques.

L'*hémineurasthénie* a été distinguée par Beard ; ce qui la caratérise, c'est la prédominance très nette des phénomènes anormaux dans une moitié du corps. M. Charcot a été également frappé, avant de connaitre le travail de Beard, par cette unilatéralité. C'est ce qu'il appelait volontiers la neurasthénie dimidiée.

La céphalée, la sensation de casque, de constriction cranienne n'existe que d'un côté (hemigaleati, Charcot). La faiblesse des membres se montre exclusivement ou avec une prédominance marquée sur le membre supérieur et le membre inférieur du même côté. Il en est de même des sensations douloureuses; la coexistence du même côté de la céphalée et de l'hémiparésie doit attirer l'attention; elle peut amener à reconnaître la neurasthénie sous cette forme larvée.

La *neurasthénie héréditaire* se distingue par la précocité du début des accidents névropathiques, leur intensité, la coexistence fréquente de bizarreries ou de phobies en rapport avec un trouble mental qui déborde quelques fois la neurasthénie simple, par sa longue durée et, enfin, sa résistance au traitement.

Les neurasthéniques héréditaires ont souvent une hérédité chargée; il faut rechercher avec soin, soit chez les ascendants, soit chez les collatéraux, les névroses, les vésanies, les maladies de souche arthritique et, en particulier, la goutte et le diabète. Eux-mêmes font volontiers souche de dégénérés, qui ne sont pas forcément des neurasthéniques. La neurasthénie n'est pas ici le premier chaînon, c'est un anneau dans une série qui se continue.

Le terme de *neurasthénie féminine* est assez ambigu; il a pu servir à désigner des choses différentes; un mode un peu particulier de la neurasthénie cérébrale, et la neurasthénie observée, parfois secondairement, chez des femmes atteintes de lésions de l'utérus et de ses annexes. C'est dans le premier de ces deux sens que nous la considèrerons exclusivement ici.

Dans la neurasthénie féminine ainsi comprise, ce qui domine, c'est l'intensité extrême de la dépression cérébrale et de l'épuisement nervo-moteur. Les malades sont littéralement sans forces et sans courage, incapables de se livrer à leurs occupations habituelles : diriger leur maison, lire, faire quelque facile travail d'aiguille. Elles ne peuvent marcher, quelques-unes ont grand peine à se tenir debout; après quelques instants, elles sont obligées d'avoir recours à leur chaise longue, sur laquelle elles passent des journées entières; quelques-unes même se confinent complètement au lit. Il en est qui, lorsqu'elles essaient de se lever, sont prises de tremblement, d'angoisse, de sueurs froides, de tendance à la défaillance; elles ont l'anxiété, la phobie de la station debout et de la marche, de même que d'autres ont l'agoraphobie, la claustrophobie ou toute autre phobie.

Cet état mental particulier, décrit par Neftel sous le nom d'*atrémie*, est en réalité un symptôme vésanique qui, sans doute, dérive de la dégénérescence.

Weir Mitchell a parfaitement décrit cette neurasthénie féminine, avec sa dépression cérébro-spinale excessive. Il a parfaitement montré qu'il y avait là un état psychique particulier, une sorte d'auto-suggestion qui, après avoir servi à constituer l'état morbide, s'oppose à sa guérison. Il a bien vu aussi que le véritable traitement de ces états névropathiques devait être avant tout psychique. C'est contre lui qu'il a proposé la *séquestration médicale* qui rend de si grands services dans certains cas rares de neurasthénie grave. Il a bien compris qu'il faut avant tout soustraire ces malades au milieu dans lequel elles vivent habituellement, les soustraire à la commisération attendrie de leurs proches, de leur mère surtout.

Les neurasthéniques femmes sont souvent de véritables tyrans qui, dans une maison, subordonnent tout à leur maladie, et qui y trouvent un aliment constant dans les soins même dont elles sont entourées.

Souvent ce sont des *geignardes* (Charcot) dont la vie n'est qu'une longue plainte, une plainte incessante, d'une modulation monotone, à laquelle tout sert de prétexte. Souvent aussi, ce sont des *incomprises*, et l'on trouve à la fois chez elles la dépression neurasthénique et le tourment d'une âme méconnue, qui cherche une âme sœur qu'elle a de grandes chances de ne trouver jamais.

La neurasthénie dépressive des femmes s'installe souvent à la suite de grands chagrins, de grands tourments, de vives déceptions, de fatigues physiques jointes à l'inquiétude morale. On l'a bien des fois signalée chez des personnes qui ont, pendant longtemps, soigné un être cher, sans repos physique suffisant, continuellement ballottées de l'espoir à la crainte.

Dans la *neurasthénie cérébrale*, ce qui domine, ce sont les manifestations céphaliques et encéphaliques. La céphalée sous ses divers aspects, l'insomnie, les vertiges, la dépression de la volonté, le découragement, l'impuissance au travail, la tendance à la mélancolie et aux phobies. C'est de préférence une forme masculine.

Dans la *neurasthénie spinale*, c'est la rachialgie, la faiblesse des membres et, en particulier, des membres inférieurs et quelquefois un certain degré d'irritation génito-urinaire. La coïncidence de la myélasthénie et de ce qu'on appelle la neurasthénie génitale n'est pas très rare, chez l'homme tout au moins. Beaucoup de ces malades ont la persuasion qu'ils ont une faiblesse particulière, sinon une véritable maladie de la moelle et c'est là, de toute évidence, dans certains cas, la cause de l'établissement de la neurasthénie sous cette forme particulière et de sa durée. L'auto-suggestion y joue un grand rôle.

Dans la *neurasthénie périphérique*, c'est-à-dire dans la neurasthénie à manifestations prépondérantes du côté du système nerveux périphérique, on observe des douleurs vagues, rhumatoïdes, des douleurs qui rappellent celles de l'ataxie locomotrice et qui constituent une sorte de pseudo-tabès neurasthénique et, parfois, de véritables névralgies, fixes ou mobiles.

D'après M. Blocq[1], la neurasthénie peut se révéler par un seul symptôme, *neurasthénie mono-symptomatique* et ce symptôme est souvent une douleur fixe « localisée dans une région variable, mais non en rapport avec un district anatomiquement ou physiologiquement délimité ». C'est ce que cet auteur dénomme la *topoalgie*.

1. J. Blocq, *Sur un syndrôme caractérisé par de la topoalgie* (neurasthénie mono-symptomatique, forme douloureuse), *Gazette hebdomadaire*, nᵒˢ 22 et 23, 1891.

Elle est surtout caractérisée par l'existence de plaques douloureuses de répartition variable; elle peut s'installer d'emblée ou représenter au contraire le reliquat d'une neurasthénie éteinte. Il y a souvent des crises paroxystiques.

Parmi les formes les plus intéressantes cliniquement et les plus curieuses de la topoalgie, on peut citer la langue douloureuse (glossodynie de Verneuil) la douleur du coccyx (cocciodynie), les obsessions dentaires de Galippe, l'impuissance.

Parfois, au niveau des plaques douloureuses, on relève des troubles plus ou moins marqués de la sensibilité à l'exploration (hypo ou hyperesthésie) et des troubles vaso-moteurs spontanés ou facilement provoqués; par exemple, la rubéfaction sous l'influence d'une irritation très légère, très superficielle.

Neurasthénie dyspeptique. — La dyspepsie dans la neurasthénie peut devenir le phénomène le plus accentué. On peut, ainsi que nous l'avons dit déjà, rencontrer les différentes formes de la dyspepsie stomacale : dyspepsie avec prédominance des phénomènes nervo-moteurs, dyspepsie par hyperchlorhydrie, dyspepsie avec stase hypochlorhydrie et hyperacidité organique.

Parfois, ce sont les manifestations intestinales qui sont les plus marquées et l'on peut trouver du tympanisme gastro-intestinal, de la constipation opiniâtre, de l'entérite pseudo ou muco-membraneuse (colite chronique), ou encore de la diarrhée nerveuse dans sa forme continue ou sa forme paroxystique.

Dans une des formes les plus nettes de la neurasthénie dyspeptique à prédominance intestinale, une douleur plus ou moins vive, variable dans son expression, se montre dans l'abdomen, au niveau de la région ombilicale, plutôt au-dessous qu'au-dessus de l'ombilic, 3 à 5 heures après le repas, chez des personnes qui ne sont nullement des hyperchlorhydriques. Tantôt c'est une sensation de tortillement, tantôt une sensation de brûlure qui se déplace transversalement, à peu près dans la direction du gros intestin. Parfois, mais non toujours, ces crises sont suivies de diarrhée. Elles sont habituellement nocturnes et elles deviennent ainsi une cause d'insomnie.

Dans la diarrhée permanente, il y a chaque jour des évacuations alvines nombreuses : trois, quatre, huit et dix selles ; la situation est assez analogue à celle de certains tabétiques.

Chez d'autres malades, la diarrhée survient à certains intervalles, avec ou sans cause connue. Elle peut être provoquée par un refroidissement léger, l'ingestion des boissons froides, une alimentation un peu plus copieuse que d'habitude, une émotion. Elle peut succéder à des périodes de constipation et correspondre en somme à une véritable débâcle.

La dyspepsie peut amener chez les neurasthéniques un véritable état de cachexie. Ces malades restreignent souvent beaucoup leur alimentation, soit parce qu'ils manquent d'appétit, soit parce qu'ils ont peur des malaises qui succèdent à l'ingestion des aliments. Ils maigrissent, prennent une teinte jaunâtre ou terreuse, et, en un mot, tendent nettement vers la cachexie. C'est un véritable cercle vicieux, en effet, moins ils s'alimentent, moins bien ils assimilent ce qu'ils ingèrent, plus s'altèrent les phénomènes de l'irritabilité et de la dépression nerveuse ; plus la névropathie s'accentue, plus s'accusent également les troubles digestifs.

On a discuté pour savoir si la dyspepsie pouvait être le symptôme unique de la neurasthénie [1].

Cela ne présente qu'un intérêt en somme assez médiocre. Ce qu'il importe de savoir c'est qu'on a affaire à un état névropathique ; peu importe, en somme, qu'il s'agisse ou non d'une sorte de neurasthénie larvée ou monosymptomatique.

Neurasthénie cardiaque. — Les troubles cardiaques que nous avons étudiés plus haut prennent parfois une assez grande intensité ; ils prennent dans les préoccupations du malade, sinon du médecin, une telle importance que l'admission d'une forme de neurasthénie cardiaque est parfaitement justifiée. Après ce que nous en avons dit antérieurement, nous croyons inutile d'insister sur sa pathogénie. Il est très difficile souvent de déterminer dans quelle mesure elle est le fait de l'imagination, d'un véritable état de psychopathie auto-suggestive.

Neurasthénie génitale. — Elle doit être considérée

---

1. P. Glatz, *Étude sur l'atonie et les névroses de l'estomac.* Neurasthenia vago-sympathica, 1891.

Ewald, *Magenskrankheiten.*

séparément et successivement chez l'homme et chez la femme [1].

Chez l'homme neurasthénique, les phénomènes observés du côté de l'appareil génito-urinaire peuvent être exclusivement ceux contre lesquels le malade demande secours ; ils peuvent être et sont souvent à la fois cause et effet. Ils provoquent et entretiennent l'état neurasthénique, qui, à son tour, les augmente et les maintient. C'est un nouvel exemple de ces cercles vicieux morbides auxquels les névropathies donnent si souvent naissance.

L'histoire de la *spermatorrhée* qui a donné lieu à tant de publications, de nature plus ou moins scientifique, est loin d'être complètement éclaircie.

Nous nous en sommes occupé déjà [2], nous n'y reviendrons pas.

Ce que le neurasthénique spermatorrhéique à de particulier, c'est bien moins sa spermatorrhée que son état psychique spécial et la nature de ses préoccupations hypocondriaques.

On peut observer le *priapisme*, *l'impuissance*, la *spermatorrhée*.

Le priapisme est un de ces signes d'irritation qui doivent bientôt donner lieu à des phénomènes absolument opposés d'asthénie, de dépression.

J'en ai vu et rapporté un exemple des plus accentués [3].

1. Voir page 91.
2. Voir page 91.
3. A. Mathieu, *Neurasthénie et hystérie combinées, Progrès médical*, 1888.

Un garde-frein de 25 ans, environ, est pris dans le fourgon de son train, peu après son départ de Paris pour la frontière de l'Est, d'une érection intense, persistante et douloureuse, qui l'oblige à s'arrêter à moitié chemin. On le fait entrer à l'hôpital, et là, pendant 10 à 12 jours, les médecins épuisent leur arsenal thérapeutique, et leur ingéniosité contre ce phallus récalcitrant. Les antispasmodiques, les bains prolongés, les purgatifs, la saignée générale, la révulsion spinale, tout échoue. Mais à cette érection priapique succède une complète impuissance, et un état de dépression auquel les manœuvres médicales, réellement excessives, dirigées contre l'érection initiale, n'étaient pas sans doute étrangères. Il s'agissait d'un cas d'hystéro-neurasthénie, intéressant aussi par l'absence de tout traumatisme. Ce garde-frein n'a retrouvé qu'après trois ou quatre mois une érection suffisante pour lui permettre la reprise des rapports conjugaux.

L'impuissance n'est pas toujours précédée par une semblable période d'éréthisme, elle ne survient pas toujours brusquement ; son apparition est souvent progressive, c'est du reste un phénomène très complexe.

2° NEURASTHÉNIE LIÉE A DES SIGNES DE DÉGÉNÉRESCENCE HÉRÉDITAIRE

La neurasthénie peut se combiner à des manifestations mentales qui appartiennent de plein droit à la dégénérescence. Il ne s'agit pas là de la neurasthénie héréditaire qui est quelque chose de différent.

La neurasthénie héréditaire est la neurasthénie des gens dont l'hérédité est très chargée. Elle se montre plus tôt, à un âge moins avancé, est plus grave et plus tenace. Peut-être la neurasthénie grave des femmes que l'on a appelée neurasthénie féminine n'est-elle qu'un cas particulier de cette neurasthénie héréditaire.

L'éclosion de la maladie résulte de deux facteurs, d'une part la prédisposition névropathique, et de l'autre l'intensité des causes occasionnelles : le même résultat peut être atteint avec une prédisposition marquée, et des causes occasionnelles légères, ou, au contraire, avec une prédisposition moins marquée, un héritage névropathique moins lourd, et des causes occasionnelles plus importantes. Ainsi s'explique sans doute l'apparition plus rapide, l'intensité et la persistance de la neurasthénie héréditaire.

Il existe évidemment un trouble d'ordre mental très accentué chez ces femmes qui se considèrent comme incapables de se lever, de se tenir debout, de marcher, qui éprouvent une véritable angoisse à la seule pensée de quitter leur lit ou leur canapé, qui sont prises de tremblement ou de sueurs froides à l'idée de sortir de leur maison. Il y a là, certainement une phobie qui représente une des nombreuses variétés des folies du doute, et que l'on peut rapprocher de ces cas variés et curieux d'angoisse psychique que nous allons maintenant énumérer.

A l'état normal, on trouve, en germe en quelque sorte, cet élément d'indécision qui, anormalement développé, constitue la folie du doute. Quel est celui qui n'a jamais éprouvé une sensation d'appréhension exagérée d'angoisse illogique? Cela se produit surtout la nuit, et bien des gens sont, dans les ténèbres, dans un état de crainte, de susceptibilité anxieuse que rien n'explique raisonnablement. A l'état pathologique, cette disposition prend des proportions telles que l'anomalie pathologique devient évidente. Donc, pas de transition brusque entre la santé et la maladie.

Le passage est moins brusque encore lorsqu'il s'agit de la neurasthénie.

Un neurasthénique s'inquiète facilement : il voit l'avenir en noir, il redoute les pires catastrophes ; il est pessimiste dès qu'il s'agit de sa santé. Quoi d'étonnant? N'éprouve t-il pas des troubles cardiaques ou des phénomènes dyspeptiques qui l'amènent à redouter l'existence d'une lésion grave et fatalement progressive de son cœur ou de son estomac ? Contrairement au nosomane, celui-là réellement vésanique, il ne demande qu'à être rassuré, remonté, il est accessible aux encouragements et à la raison. Il n'en est pas de même de l'aliéné mélancolique qui, lui, bâtit sa désespérance systématique sans point de départ logique et demeure absolument inaccessible à toute espèce de remontrance ou de démonstration. Il devient étranger (alienus) à tout ce qui serait capable de convaincre un homme sain d'esprit.

Entre le mélancolique vrai et le neurasthénique triste, il y a toute la distance qui sépare le découragement de l'aliénation.

A ce compte, les diverses phobies doivent être considérées comme étrangères à la neurasthénie ; elles seraient fonction de dégénérescence héréditaire. Point de doute à ce point de vue, lorsqu'elles sont extrêmement marquées ; mais, une fois de plus, où marquer la limite entre la neurasthénie et la dégénérescence ? Où tracer la frontière entre la raison et la folie ? On n'est pas en droit, en somme, de rejeter du cadre de la neurasthénie les faits dans lesquels les phobies sont en quelque sorte à l'état rudimentaire. On n'est même pas en droit de déclarer que ces cas indiquent une hérédité névropathique plus dense.

Voici les principaux états de ces phobies, que l'on peut, avec M. Levillain, qualifier de symptômes de complication.

L'*agoraphobie*, a été pour la première fois signalée par Westphal. C'est la peur des grands espaces. Au moment de s'engager sur une place publique, au moment même de traverser une rue, les malades sont pris d'une peur, d'une anxiété qui peut, irrésistiblement, les clouer sur le trottoir. Ils éprouvent un malaise très grand, une sorte d'état vertigineux. Leurs jambes se dérobent, ils ont des palpitations, du tremblement, des sueurs froides. Quelquefois cela disparaît s'ils sont accompagnés de quelqu'un. Il leur suffit de s'appuyer sur le bras d'un ami, et même de n'être pas seuls pour que cette angoisse disparaisse. On cite à ce point de vue des faits anecdotiques bien curieux. Un officier ne pouvait traverser les places publiques lorsqu'il était en civil ; au contraire, en uniforme et le sabre au côté, il le faisait sans aucune hésitation, avec l'allure la plus crâne.

Pour Beard, l'agoraphobie n'est que le cas particulier de la phobie des lieux, la *topophobie*. M. Ball a signalé la *claustrophobie*, qui est exactement le contraire de l'agoraphobie. Ceux qui en sont atteints ne peuvent supporter d'être enfermés dans une chambre : ils déclarent étouffer, ne pouvoir respirer, se sentir écrasés.

Beard, rapporte deux ou trois autres cas de topophobie, auxquels il serait difficile, et bien inutile du reste, de consacrer une appellation grecque. Un américain ne pouvait à New-York se promener dans la célèbre cinquième avenue, parce qu'elle est bordée de riches hôtels, dont les portes fermées ne lui offraient aucun refuge en cas de danger (de danger chimérique du reste.) En revanche il se trouvait très à l'aise sur celui des étages du pont de Brooklyn qui est réservé aux piétons, parce que les magasins dont il est garni, lui offraient au contraire un facile abri.

Autre exemple. Un médecin (la neurasthénie n'est pas rare chez eux) ne pouvait s'éloigner à plus d'un mille de sa maison. C'est là chose peu commode pour un médecin ! Il refusait donc toute visite ou toute consultation au-delà du cercle permis. Venu à New-York pour consulter Beard, il sortit avec lui dans la rue; mais chaque fois que dans leur promenade ils s'éloignaient sensiblement de l'hôtel dans lequel il était descendu, il éprouvait une angoisse qui le forçait à s'en rapprocher. Il pouvait perdre l'hôtel de vue, à condition de le sentir à proximité, il ne pouvait s'en éloigner beaucoup.

La peur des tunnels n'est pas rare ; un médecin neurasthénique et arthritique avait renoncé à faire en chemin de fer même des trajets assez courts s'il y avait sur la ligne quelque tunnel.

Peut-on dire que ce soit là simplement une faiblesse de volonté, de variété d'aboulie ? Non, certainement. Pour que des personnes, du reste très raisonnables et même fort intelligentes soient sujettes à de semblables accidents, il faut de plus, une véritable *aberration*.

Citons encore quelques exemples de phobies.

Anthropophobie : par ce terme on désigne deux choses différentes. La peur des foules, ou, au contraire, la peur de telle ou telle personne, ou même l'impossibilité de se trouver en présence de n'importe qui sans ressentir un pénible sentiment de malaise et d'anxiété.

Monophobie. — C'est, au contraire, la crainte d'être seul.

Gynophobie. — Peur de la femme.

Astrophobie. — Peur des orages et plus particulièrement des éclairs. Les névropathes sont du reste facilement excités lorsque l'atmosphère est surchargée d'électricité.

Pathophobie. — Crainte des maladies.

Pantophobie. — Peur de tout. État d'angoisse, d'anxiété permanente pour tout et pour rien.

Phobophobie. — Peur d'avoir peur.

Misophobie. — Peur de la saleté. Certaines personnes se lavent les mains et le visage d'une façon excessive, trente, cinquante, cent fois par jour, pour se débarrasser d'une impureté absolument imaginaire.

On sait que dans la folie du doute avec délire du toucher, les malades considèrent souvent comme impures des matières absolument indifférentes. Un tel redoute le cuivre, par exemple. Après avoir touché un objet de cuivre, un bouton de porte, il n'a ni assez d'eau, ni assez de savon pour se laver de ce contact impur. Cela se voit fréquemment chez les névropathes atteints de la maladie des tics. (Charcot, Gille de la Tourette.) On voit souvent en même temps la manie des nombres; tel nombre est favorable, tel autre, de mauvais augure, doit être soigneusement évité.

Les tics peuvent très bien se rencontrer chez les neurasthéniques j'en ai vu pour ma part plusieurs exemples. Ils sont, plus encore que les phobies, un signe de dégénérescence héréditaire.

Nous n'avons épuisé ni la liste des phobies, variable à l'extrême, ni la liste des phénomènes nerveux, attribuables à la dégénérescence héréditaire, que l'on peut voir chez les neurasthéniques, débordant, comme nous l'avons dit, le cadre de la neurasthénie. On pourrait en rapprocher encore bien d'autres manifestations, les crampes professionnelles, la paralysie faciale, etc. On sait, depuis les recherches de M. Neumann, que la paralysie faciale doit être considérée comme la marque d'un état névropathique héréditaire. C'est une manifestation à l'usage exclusif des membres de la famille, ou si l'on veut, des familles névropathiques.

3° HYSTÉRO-NEURASTHÉNIE

La neurasthénie peut se trouver chez le même individu unie à divers états névropathiques, l'épilepsie, la migraine, le tremblement sénile, etc. Cette coexistence se comprend très bien si l'on admet la communauté d'origine étiologique et héréditaire de ces divers états névropathiques ; elle n'a rien qui puisse surprendre.

Plus intéressante est la coexistence de l'hystérie et de la neurasthénie chez le même sujet. Il y a là une combinaison, M. Charcot aime mieux dire une superposition pleine d'intérêt en clinique. En effet, on voit souvent la neurasthénie et l'hystérie se montrer simulta_nément chez les mêmes individus à la suite d'une violente commotion, surtout d'une violente commotion physique. Les accidents de chemin de fer en ont fourni de nombreux exemples.

Les accidents nerveux consécutifs aux grandes commotions ont été signalés tout d'abord par un chirurgien anglais, Brodie, et étudiés plus tard en particulier par Erichsen[1]. Ils ont été dénommés *railway-spine*, pour bien indiquer leur apparition fréquente à la suite des accidents de chemin de fer. Russel Reynolds entrevit bien la nature psychique des phénomènes observés ; pour lui, ils étaient le résultat d'un état d'esprit particulier « dependent on idea ». On avait tendance jusque-là à admettre l'existence de lésions superficielles et

1. *On railway and other injuries of the nervous system*, Londres, 1866.

diffuses de la moelle provoquées par la concussion spinale.

Pour deux auteurs allemands, Oppenheim et Thomsen, il s'agissait non d'une lésion de la moelle mais d'une névrose spéciale, la *névrose traumatique*, et c'est sous ce nom qu'on a le plus souvent en Allemagne désigné l'ordre de faits qui nous occupe en ce moment[1].

M. Charcot, étudiant des faits semblables dans le milieu nosocomial si riche de la Salpêtrière, fut frappé de leur analogie avec l'hystérie. Il vit que par suggestion on pouvait chez des hystériques susciter des accidents absolument analogues à ceux que l'on pouvait observer dans la prétendue névrose traumatique et dans la maladie d'Erichsen, dans le railway spine. Il vit de plus que bien souvent il y avait en quelque sorte mélange de l'hystérie et de la neurasthénie. L'hystéro-neurasthénie est pour lui une névrose combinée, assez variable d'allures, qu'engendre souvent le traumatisme chez des individus prédisposés[2].

Le traumatisme peut, du reste, provoquer isolément des accidents neurasthéniques et des accidents hystériques.

1. *Die traumatischen Neurosen nach den in der Nervenklinik der Charité, in den letzen 5 Jahren, gesammelten Beobactungen bearbeitet und dargestellt von* Dr med *Herm. Oppenheim*, Berlin, 1889.

Spinal Concussion, Erichsen disease, par S. V. Clevenger. Philadelphia and London, 1889.

2. Charcot, *Leçons sur les maladies du système nerveux*, t. III. Leçons du mardi, 1887-89. — Berbez, *Hystérie et traumatisme*. Thèse de Paris, 1887. — G. Guinon, *Les agents provocateurs de l'hystérie*. Thèse de Paris, 1889.

D'autre part, malgré l'importance des grandes commotions physiques dans la genèse de l'hystéro-neurasthénie, cette névrose mixte peut se produire en dehors
de toute espèce de traumatisme. Une émotion morale
vive suffit à lui donner naissance.

Elle se montre fréquemment aussi chez des gens
sans feu ni lieu, chez les vagabonds sans moyen d'existence (Charcot). Du reste, Benedikt, de Vienne, re-
prenant l'idée de M. Charcot sur les rapports du vagabondage et de la neurasthénie, est arrivé à cette conclusion inattendue que la neurasthénie est, en quelque
sorte, l'élément fondamental du vagabondage [1].

L'hystéro-neurasthénie a été vue dans le saturnisme [2].
Il est possible qu'elle puisse se montrer aussi sous l'influence d'autres intoxications.

Le traumatisme qui amène l'éclosion de la névrose
n'est pas nécessairement très intense ; il peut s'agir
par exemple d'une simple chute de sa hauteur, de
plein-pied.

Le début est assez variable. Tantôt à la suite d'un
choc violent, purement physique, ou à la fois physique et moral, comme dans une collision de chemin de
fer où la peur peut être très vive, au moment même de
l'accident, et l'émotion produite par le spectacle des
résultats de la catastrophe très intense, le malade reste
comme hébété dans un état de torpeur plus ou moins
profonde. Il est comme indifférent à ce qui se passe
autour de lui ; il ne se souvient nullement de ce qui

1. Levillain, *loc. cit.*, p. 311.
2. G. Guinon, Th. de Paris, 1889.

concerne l'accident. Les jours suivants, l'affaissement intellectuel diminue un peu, mais il y a de l'insomnie, de la faiblesse générale; en un mot, des signes de neurasthénie auxquels pourront se joindre au bout de quelque temps des signes d'hystérie.

Parfois, la victime de l'accident n'a rien éprouvé sur le moment ; enchanté de n'être pas blessé, il a pu concourir au sauvetage des autres voyageurs, et ce n'est que le lendemain ou le surlendemain que sont apparus les phénomènes nerveux.

D'autres, immédiatement après l'accident sont pris d'une terreur folle, ils n'ont qu'une pensée, se sauver. A la catastrophe de Saint-Mandé, beaucoup de voyageurs sortis des wagons, ont escaladé, comme à l'assaut, les berges de la tranchée, très profonde à cet endroit. Ils ont arraché les arbres et les haies dans leur ascension affolée. On a vu tout récemment, à la suite de l'explosion de dynamite du boulevard Magenta, au restaurant Véry, ceux qui n'étaient ni blessés, ni pris sous les décombres, se sauver en courant, pris d'une folle terreur.

Chez quelques-uns, il y a, le soir même, de l'agitation vive et des vomissements répétés. Les jours suivants, l'estomac demeure intolérant pour toute espèce de solide ou de liquide et les vomissements persistent en même temps qu'apparaissent la céphalalgie, la rachialgie, la dépression générale des forces, l'insomnie ou les cauchemars. Nous avons vu deux faits de ce genre à la suite de la collision de Saint-Mandé ; les malades étaient des femmes. Chez l'une d'elles se sont installés ultérieurement des accidents d'hystéro-neu-rasthénie. Le plus souvent, c'est chez les hommes qu'on les constate.

Cette hystéro-neurasthénique, j'avais pu l'amener à l'Hôtel-Dieu où j'étais en ce moment chargé d'un service. Sortie de son milieu ordinaire, encouragée cha-que jour, soumise à un véritable entraînement moral, elle n'avait pas tardé à s'améliorer beaucoup. Le som-meil et l'appétit étaient revenus. Les vomissements du début avaient disparu ; la malade pouvait rester levée et se promener pendant la journée presque entière. Malheureusement, à la campagne, elle tomba entre les mains d'un médecin qui parla de commotion de la co-lonne vertébrale, de maladie de la moelle, et elle ne tarda pas à redevenir plus malade que jamais et, à l'heure actuelle, dix mois après l'accident, elle est encore une grande hystéro-neurasthénique. Je suis persuadé qu'elle serait guérie si elle était restée dans le milieu favorable où je l'avais placée. Il est vrai d'ajouter que les préoccupations de son procès contre la Compagnie de l'Est ont pu être un obstacle, même désintéressé, à son rétablissement.

Quoi qu'il en soit, ce qu'on observe le plus souvent dans les premiers jours, c'est de la neurasthénie à forme cérébro-spinale caractérisée par la céphalalgie, la tristesse, la perte de mémoire, l'impuissance au travail intellectuel, l'émotivité facile, l'insomnie ou le sommeil agité, la rachialgie et la faiblesse mus-culaire. Il n'est pas rare non plus d'observer des acci-dents dyspeptiques plus ou moins marqués, avec inappétence, pesanteur et ballonnement du ventre.

Parfois les malades ont été, en quelque sorte, transformés du tout au tout. Avant l'accident ils étaient gais, vigoureux, pleins d'entrain et de gaîté ; après l'accident ils sont tristes, sans force et sans courage. « Je n'étais plus le même homme ! » est une phrase dont se servent beaucoup d'entre eux pour indiquer le changement qui s'est si rapidement produit.

Les signes de l'hystérie n'apparaissent que plus tard ; ils peuvent n'être pas évidents ; il est parfois nécessaire de les chercher méthodiquement. Alors on peut constater, isolément ou simultanément, du rétrécissement concentrique du champ visuel, de l'achromatopsie, de l'amblyopie d'un seul ou des deux côtés, de l'hémianesthésie, des points hystérogènes.

Parfois, certains phénomènes hystériques attirent l'attention : des crises convulsives, des paralysies, des contractures qui présentent nettement les allures qu'ont ces accidents dans l'hystérie.

La démarche, l'aspect extérieur du malade sont quelquefois assez caractéristiques. Ses mouvements sont lents, sa marche hésitante. Il titube à la façon d'un ataxique ou bien il marche en traînant les jambes lourdement. Il y a de la raideur de la nuque et de la colonne vertébrale, de sorte qu'il se déplace tout d'une pièce. La force musculaire, mesurée au dynamomètre, paraît beaucoup diminuée, notablement inférieure à ce que l'on serait en droit d'attendre d'un homme de la même stature, de la même musculature. Les réflexes sont plus volontiers, dans ces conditions, augmentés que diminués.

L'état moral est assez particulier ; des hommes d'aspect vigoureux, autrefois pleins de courage, deviennent pusillanimes, sans force, sans volonté. Ils pleurent facilement, tressaillent au moindre bruit, deviennent indifférents à ce qui les intéressait et les occupait auparavant.

Telle est, dans ses traits généraux, l'hystéro-neurasthénie qui représente, comme on le voit, un processus clinique particulier qui mérite, à tous égards une description spéciale.

CHAPITRE IV

ÉVOLUTION, PRONOSTIC

Lorsque la neurasthénie apparaît chez des individus du reste robustes, sans tare hériditaire marquée, sous l'influence du surmenage, elle peut se dissiper facilement, après la suppression de la cause, sous l'influence d'une hygiène convenable.

La répétition des mêmes causes, d'une façon continue, aggrave naturellement la situation.

Chez ceux dont l'héritage névropathique est très lourd, les signes physiques et psychiques de la dégénérescence évidents, la neurasthénie est à la fois plus marquée et plus tenace. C'est un élément important dans l'appréciation du pronostic.

L'hystéro-neurasthénie, celle surtout qui se montre après un violent traumatisme, est plus grave que la simple neurasthénie. Il est, du reste, bien difficile de prévoir l'avenir en cas semblable, tout aussi difficile qu'il peut l'être de prévoir ce que deviendront certains accidents hystériques, la paralysie ou la contracture, par exemple. La guérison peut se faire brusquement, presque d'un seul coup, sous l'influence salutaire d'une émotion vive, d'une puissante suggestion. Elle peut se faire lentement, mais progressivement. Enfin, il est possible que les phénomènes accusés par le malade restent indéfiniment stationnaires. M. Bouveret a vu deux hystéro-neurasthéniques désespérés se suicider : cette triste résolution est rarement prise par des gens qui manquent totalement d'énergie morale.

Le milieu et les conditions sociales dans lesquels vivent les malades présentent une grande influence sur l'évolution de la névropathie : il est donc bon d'en tenir compte.

Disons en terminant, et ceci doit rassurer les neurasthéniques entre les mains desquels pourrait tomber cet ouvrage, que Beard a constaté que les neurasthéniques vivaient en général longtemps et, d'autre part, qu'ils portaient souvent moins que leur âge. Ils ont l'air plus jeunes qu'ils ne le sont réellement.

Cette question du pronostic peut prendre une grande importance en médecine légale.

Il fut un temps où les victimes d'un accident n'avaient guère de chances d'obtenir de compensations si elles n'avaient pas quelque lésion matériellement palpable, où les simples névropathes étaient dans ces conditions forcément considérés comme des simulateurs : les choses ont bien changé depuis.

Sous l'influence des travaux récents, l'hystérie et la neurasthénie traumatiques ont trouvé crédit devant les tribunaux, elles ont obtenu des indemnités quelquefois exagérées.

Rien de facile comme, sinon de simuler, au moins d'exagérer avec des maladies qui n'ont pas de signes objectifs. En qualité de médecin de chemin de fer, j'ai pu voir à plusieurs reprises des guérisons rapides se faire après un jugement favorable, après l'obtention d'une indemnité ou d'une pension. C'est la métallothérapie, non par l'or, mais par le billet de banque!

L'estimation du préjudice causé est des plus délicates, et, s'ils veulent tenir la balance égale entre les auteurs responsables des accidents et les victimes, les médecins et les juges doivent agir avec une grande circonspection.

La difficulté est bien grande puisque, même en admettant la parfaite bonne foi des malades, il est impossible d'établir avec certitude le pronostic. A des guérisons rapides, presque merveilleuses, on peut opposer la longue durée de l'affection et de l'impotence professionnelle chez d'autres personnes.

CHAPITRE V

Nous ne ferons pas, une fois de plus, l'énumération des stigmates de la neurasthénie. C'est sur leur présence que repose surtout et avant tout le diagnostic. Toutefois, on a pu voir qu'il n'est pas nécessaire d'exiger la présence simultanée de tous les signes. A la rigueur même, la neurasthénie peut être monosymptomatique.

Lorsque dominent les symptômes de l'asthénie, ce qu'il faut tout d'abord déterminer, c'est qu'il n'y a pas quelque grave cause d'affaiblissement général, qu'il n'y a pas, par exemple, de diabète, d'albuminurie, de tuberculose, etc. L'examen des urines doit toujours être fait dans ces conditions.

La durée variable des manifestations neurasthéniques, la mobilité des symptômes qui ne comportent pas de paralysie complète, d'inégalité durable des pupilles, par exemple, sont deux caractères qu'il ne faut jamais perdre de vue.

Suivant les prédominances symptomatiques et les formes cliniques observées, on peut avoir à différencier la neurasthénie d'un assez grand nombre de maladies. Nous ne pouvons, sans prétendre en donner une liste complète, qu'énumérer les principales possibilités.

Cérébrasthénie. — La *céphalée* neurasthénique est assez souvent une cause d'embarras, soit que l'on considère comme neurasthénique une céphalée qui est de nature différente, soit que l'on ait tendance à commettre l'erreur inverse.

On peut avoir à distinguer la céphalée neurasthénique de la céphalée syphilitique et urémique, de la céphalée des tumeurs cérébrales, des autres céphalées névropathiques, de la céphalée des adolescents. Nous ne parlons pas des névralgies que leurs points maxima caractérisent suffisamment.

Céphalée syphilitique. — On doit distinguer la céphalée secondaire et la céphalée tertiaire.

A la période secondaire, on peut admettre qu'il existe chez certains syphilitiqués un état de neurasthénie secondaire analogue à l'hystérie des états toxiques ou des états infectieux. La caractéristique de la céphalée syphilitique c'est, outre l'exacerbation nocturne sa coïncidence avec des accidents secondaires : roséole, éruption papuleuse, plaques muqueuses, chute des cheveux, etc. Elle cède au traitement mercuriel.

La céphalée de la syphilis tertiaire, peut, d'après M. Fournier [1], constituer une forme de la syphilis cérébrale, mais souvent elle annonce l'entrée en scène de quelque grave lésion encéphalique, diffuse ou limitée.

Il faut signaler surtout, comme traits distinctifs, l'a-

1. *Syphilis cérébrale.*

cuité de la douleur chez les syphilitiques, sa prédominance nocturne, et, souvent, l'existence d'autres manifestations sous la dépendance d'une lésion cérébrale : vertiges, étourdissements, pertes de connaissance, parésie, paralysie, diminution de l'intelligence etc,. La céphalalgie syphilitique, assez souvent unilatérale, est réveillée par la percussion du crâne en un point que le malade indique comme le point de départ de sa douleur céphalique.

Les derniers phénomènes que nous venons d'énumérer, sont en somme les signes communs de toutes les *tumeurs* cérébrales. A signaler ici, tout particulièrement, que *l'inégalité des pupilles* que l'on observe quelquefois aussi dans la neurasthénie, n'a pas dans cette névrose la fixité qu'elle a dans les lésions matérielles de l'encéphale. C'est là un point particulier qu'il importe essentiellement de ne pas perdre de vue.

Les *artério-scléreux* et les *brightiques* ont souvent de la céphalée neurasthénique. La combinaison de la neurasthénie et de l'artériosclérose, ou de la néphrite interstitielle n'est du reste pas chose rare. Il peut y avoir une véritable difficulté à établir cette différenciation. L'examen de l'urine, du cœur, des vaisseaux ; l'influence du régime lacté fourniront les points de repère.

Certaines *névropathies* donnent lieu à de la céphalalgie : d'une façon régulière, obligatoire comme la *migraine*, accessoire en quelque sorte comme l'hystérie et la *maladie de Basedow*.

Dans la *migraine*, la céphalalgie se présente par crises, elle s'accompagne de nausées, de vomissements, quelquefois de scotome scintillant; elle est souvent périorbitaire et habituellement unilatérale.

Dans *le goître exophtalmique*, la céphalalgie n'est pas rare; quand la maladie est au complet, nul embarras pour le diagnostic. Il n'en est pas de même avec une maladie de Basedow fruste; cependant les palpitations, la tachycardie et le tremblement constitueraient par elles seules de sérieuses présomptions en faveur du goître exophtalmique.

La *céphalée hystérique*, à exacerbations vespérales assez fréquentes, présente souvent la forme en clou; elle est moins prépondérante que la céphalée neurasthénique et se montre chez des malades qui ont d'autre part des manifestations hystériques plus ou moins nettes.

La *céphalée de croissance* se montre chez des gens jeunes, elle est volontiers frontale; la céphalée neurasthénique est plutôt occipitale.

Vertiges. — Les *vertiges* peuvent faire penser soit à une affection cérébrale, soit à l'artério-sclérose ou à la maladie de Ménière. Pour les deux premiers cas, nous n'avons rien à ajouter à ce que nous avons dit de la céphalée.

Il n'est pas rare que le vertige neurasthénique affecte la forme du *vertige de Ménière*.

Toutefois, il est moins accusé, il ne provoque pas la chute et ne s'accompagne pas de la sensation de précipitation ou de roulis qui est parfois un supplice si atroce dans la vraie maladie de Ménière. Enfin, on ne constate pas de diminution de l'ouie. (Charcot).

Nous avons dit déjà combien il est difficile de marquer la limite qui sépare la neurasthénie de la vésanie à forme mélancolique ou des phobies de dégénérescence ; nous n'y reviendrons pas.

Myélasthénie. — La question qui se pose ici est de savoir s'il existe ou n'existe pas une affection médullaire.

Il n'y a pas dans la neurasthénie de véritable *paralysie*, mais seulement des affaiblissements passagers et mobiles ; les *réflexes* ne sont pas abolis, mais plutôt exagérés ; enfin, les *phénomènes vésicaux* n'ont ni l'intensité ni les allures de ceux qu'on observe dans les myélites.

Les *douleurs fulgurantes* font souvent redouter le *tabès*, mais il n'y a ni signe de Romberg, ni signe d'Argyll Robertson, ni anesthésie, ni phénomènes sphinctériens ; les réflexes sont conservés. M. P. Blocq a remarqué que le pseudo-tabès neurasthénique se rencontre de préférence soit chez des médecins ou des étudiants en médecine, soit chez des personnes qui ont soigné quelque parent ataxique ou étudié le tabès dans des livres de médecine. La remarque a son intérêt et son importance pratique.

La *monoplégie*, surtout avec *anesthésie segmentaire*, appartient à l'hystérie et non à la neurasthénie.

Forme cardiaque. — L'auscultation révèle l'absence de tout souffle symptomatique d'une lésion organique. L'*arythmie* peut se montrer, mais elle cède généralement à une hygiène convenable.

L'*angine de poitrine* présente les caractères de l'angine de poitrine névropathique ; crises survenant sans cause, répétées, relativement peu violentes, de longue durée, avec quelquefois des troubles vaso-moteurs accentués.

Forme dyspeptique. — Toutes les formes de la dyspepsie nerveuse pouvant se rencontrer chez les neurasthéniques, ce qu'il importe de déterminer, c'est qu'elle existe bien chez un neurasthénique et qu'elle est fonction de neurasthénie. Il faut donc rechercher les autres stigmates. Son diagnostic complet ne se fera que par un examen complet, y compris un examen chimique. Toutefois la dyspepsie nervo-motrice, avec hypochlorhydrie plus ou moins accentuée, est ce qu'on peut le plus souvent observer.

Quand la dyspepsie est très intense, quand il y a une véritable inanition, il peut y avoir un état de cachexie qui peut faire penser à l'existence d'une lésion grave de l'estomac, d'une *gastrite destructive généralisée* ou *d'un cancer.* Les circonstances dans lesquelles la dyspepsie est apparue, ses qualités chimiques, son amélioration sous l'influence d'un traitement rationnel en feront reconnaitre l'origine névropathique.

Névroses. — Des diverses *névroses, l'hystérie* est celle qui pourrait le plus souvent être confondue avec la neurasthénie. L'hystérie se caractérise par ses stigmates ; inutile d'insister. Plus difficile quelquefois est le diagnostic du *goitre exophtalmique* : l'excitabilité, l'insomnie, les palpitations, la dyspepsie, sont communes à ces deux affections. La tachycardie, le goitre, l'exophthalmie et le tremblement, ensemble ou séparément, représentent les signes essentiels de la maladie de Basedow.

Anémies. — Il nous paraît peu utile d'insister sur la différenciation des diverses *anémies*, primitives ou symptomatiques. Dans les cas accentués de *chlorose*, le diagnostic est facile, les pâles couleurs, l'essoufflement, les souffles anémiques du cœur et des vaisseaux, les troubles de la menstruation, l'état du sang rendront le diagnostic facile. La distinction est beaucoup plus difficile quand la chlorose est moins nette, et l'anémie accompagne assez souvent la neurasthénie. On n'oubliera pas que la chlorose est une maladie de croissance, une maladie de la période du développement sexuel.

Il est naturel d'introduire ici la question de la *fièvre neurasthénique*, que l'on pourrait rapprocher de la fièvre hystérique. On comprend qu'elle ferait volontiers penser, comme celle-ci, à l'apparition de la tuberculose pulmonaire. C'est encore une question à l'étude, et l'existence de la fièvre neurasthénique n'est point démontrée.

CHAPITRE VI

PATHOGÉNIE

Presque dès l'origine de la médecine, on a eu tendance à subordonner la névropathie, le nervosisme général (et du même coup la neurasthénie confondue dans cet ensemble), à un certain nombre de troubles fonctionnels de l'appareil digestif et de ses annexes ou a des lésions des organes abdominaux. Cela n'a rien d'étonnant, si l'on considère la fréquence et l'intensité quelquefois prédominante, de la dyspepsie chez les neurasthéniques. Les accidents qui dérivent d'une digestion vicieuse sont souvent ceux qui frappent le plus l'attention des malades, et qui les préoccupent avant tout. Les médecins n'ont eu qu'à les suivre sur le terrain. Ils ne s'en sont pas fait faute.

De même, et pour des raisons analogues, on a volontiers rapporté la névropathie aux lésions, vraies ou supposées, de l'appareil génital de la femme, à la spermatorrhée de l'homme ; de là des interventions thérapeutiques parfois véritablement abusives, la castration de la femme, en première ligne.

On sait combien s'inquiètent volontiers, combien facilement deviennent hypocondriaques, les hommes qui sont atteints de quelque lésion ou de quelque vice fonctionnel de l'appareil génital. Ils sont réellement frappés dans leur virilité morale aussi bien que dans leur virilité physique ; rien d'étonnant, par suite, à ce que l'on ait érigé en variété particulière la neurasthénie d'origine génitale.

Subordonner la neurasthénie à la dyspepsie et à la cause présumée de cette dyspepsie, en faire une de ses conséquences directes ou indirectes, telle a été la préoccupation fondamentale d'un certain nombre d'écoles doctrinales dont nous devons passer en revue les théories pour en faire la critique. Cela ne manque ni d'intérêt philosophique, ni d'intérêt pratique. Au point de vue philosophique, il est toujours curieux de voir l'esprit humain aux prises avec un de ces grands problèmes de pathogénie qui se sont imposés à toutes les époques et à tous les peuples... Au point de vue pratique, il importe de savoir nettement à quoi s'en tenir sur ces interprétations différentes : la thérapeutique doit en dériver naturellement et logiquement.

Les hypothèses à faire, relativement à la question qui nous intéresse, sont assez limitées dans leur nombre possible, et il est curieux de les voir réapparaître à des siècles de distance, reconnaissables facilement malgré l'aspect nouveau et le masque spécial que leur donne un langage différent. En somme, les générations successives apportent, grâce à une observation plus minutieuse, à une technique plus perfectionnée, leur contingent d'arguments à des thèmes pathogéniques dont quelques-uns sont vieux comme la médecine elle-même.

NEURASTHÉNIE ET DYSPEPSIE

Pour subordonner la neurasthénie à la dyspepsie, quatre théories principales ont été invoquées, que nous allons successivement exposer et discuter :

I. L'auto-intoxication ;

II. La viciation de la nutrition organique.

III. Les actions réflexes d'origine abdominale.

IV. Les ptoses viscérales.

I. Théorie de l'auto-intoxication. — Nous la mettons en première ligne à cause du retentissement considérable que lui a donné l'enseignement de M. Bouchard, et de l'importance très grande qu'elle a prise depuis plusieurs années dans les préoccupations d'une très grande partie du monde médical.

On peut, nous l'avons dit déjà, en rapporter l'idée première à Galien qui expliquait les choses par l'atrabile. Les organes de l'hypocondre, viciés dans leur fonctionnement, fabriquaient une *atrabile* qui, de là, se répandait dans l'économie et impressionnait particulièrement le cerveau. N'y a-t-il pas là en germe toute l'idée des auto-intoxications d'origine gastro-intestinale?

Nous n'avons pas certes l'idée grotesque de reprocher à M. Bouchard d'avoir plagié Galien. Nous voulons montrer seulement par un exemple typique comment se transforment les théories, comment elles changent de costume et de masque à travers les âges.

L'élément primordial, la cause de tout le mal, pour M. Bouchard, c'est la dilatation de l'estomac, la stagnation des liquides et l'insuffisance de l'HCl dans le suc gastrique. Il convient, du reste, d'exposer sa conception pathogénique et clinique [1].

Dans la doctrine de M. Bouchard, trois points principaux doivent être successivement examinés :

1° Certains estomacs se laissent dilater en vertu d'une prédisposition particulière, en vertu d'une faiblesse congénitale, héréditaire parfois, de la fibre musculaire lisse. Ils ne se rétractent pas dans l'intervalle des périodes de digestion, et, les liquides ont, par conséquent, tendance à y séjourner. Ces liquides, naturellement assez complexes (mucus, salive, suc gastrique, aliments digérés et détritus alimentaires), représentent un milieu éminemment favorable aux fermentations diverses et à la putréfaction. Cela d'autant mieux que le suc gastrique ne renferme pas une quantité suffisante d'HCl pour enrayer, sinon pour empêcher totalement ces fermentations excessives et anormales;

2° Des produits toxiques solubles, plus ou moins comparables aux ptomaïnes sont le résultat de ces décompositions, de ces fermentations. Absorbés, ils donnent lieu à une sorte d'intoxication de l'organisme qui se renouvelle pour ainsi dire à jet continu. De là une

1. *Bouchard, Société médicale des hôpit.*, 1884; *Leçons sur les auto-intoxications dans les maladies*, 1887; P. Le Gendre, *Dilatation de l'estomac et de fièvre typhoïde*, Paris, 1886; *Soc. médic. des hôpit.*, 1892.

série d'accidents généraux ou locaux que nous passerons tout à l'heure en revue ;

3° L'absence de l'HCl dans l'estomac, la non existence de son action d'antisepsie physiologique d'une part, et de l'autre, la détérioration de l'organisme, l'affaiblissement de sa résistance, prédisposent le dilaté à toutes les maladies infectieuses et en particulier à la fièvre typhoïde et à la tuberculose.

Ce dernier point ne doit pas nous occuper ici. Nous discuterons plus loin la valeur séméiologique de la dilatation de l'estomac lorsqu'on la mesure exclusivement par exploration extérieure; mais nous devons, auparavant, exposer la série de phénomènes morbides que M. Bouchard fait dériver de la stase gastrique. On verra qu'ils comprennent la série des accidents neurasthéniques.

Souvent, au réveil, les malades éprouvent un malaise très grand, ils sont plus fatigués, plus accablés que la veille. Ils ont autour de la tête comme un cercle douloureux, très souvent ils se plaignent de céphalée, de pesanteur de tête, d'impuissance au travail. Ils sont irritables, enclins à la mélancolie, tourmentés par l'insomnie, et, lorsqu'ils parviennent à s'endormir, par des cauchemars. Les vertiges, les étourdissements, les brouillards, l'amblyopie sont chez eux chose fréquente ; nul doute évidemment que ce ne soient là nos neurasthéniques.

Irrité par le passage des substances toxiques d'origine stomacale, le foie se congestionne et augmente de volume. Alors il lui arrive, dans son mouvement d'expansion, de rencontrer sur son chemin le rein droit qu'il chasse de sa loge ; le rein expulsé devient flottant. Le rein mobile, considéré comme cause par d'autres, n'est ici qu'au second plan. Interprétations théoriques diverses d'un fait clinique du reste assez souvent réalisé : la coïncidence de phénomènes d'ordre neurasthénique et d'un rein déplacé !

Quelquefois les dilatés de M. Bouchard présentent toute la série des phénomènes subjectifs de la dyspepsie neurasthénique ; d'autres fois, au contraire, la dilatation, latente, muette demande à être cherchée. D'après M. Le Gendre, des phénomènes dyspeptiques sont accusés par les dilatés à peu près une fois sur deux[1].

Nous ne ferons qu'énumérer rapidement les autres conséquences attribuées à la dilatation et à l'auto-intoxication qui en dérive.

Du côté des téguments, l'eczéma, le pityriasis, l'urticaire, le zona, l'acné.

Du côté des poumons les bronchites faciles, l'asthme, les coryzas répétés, les crises d'éternuement.

Du côté des reins, l'albuminurie, la peptonurie.

On peut signaler encore les palpitations, l'ostéomalacie, le rachitisme (Comby).

Voyons maintenant quelles sont les objections que l'on peut faire à la doctrine de la dilatation protopathique de l'estomac et des auto-intoxications consécutives.

Tout d'abord, la technique par laquelle M. Bouchard et ses élèves recherchent et diagnostiquent la stase

1. *Société médicale des hôpitaux*, 1892.

gastrique est-elle irréprochable? Non, et pour cette raison ils attribuent certainement à cette stase une fréquence plus grande que sa fréquence réelle.

Pour rechercher la dilatation de l'estomac, le malade étant couché, on imprime avec l'extrémité des doigts de petites secousses rapides et brèves à la paroi abdominale au niveau de la grande courbure. Lorsque, par ce procédé, on perçoit du clapotage au-dessous d'une ligne qui va de l'ombilic au rebord des fausses côtes à gauche, on est en droit de diagnostiquer la dilatation et la stase. Cette recherche doit être faite loin du repas précédent, et surtout le matin à jeun. Si l'on n'obtient pas de clapotage, on fait ingérer au malade un verre de liquide, et on le recherche de nouveau. Ce qui est caractéristique alors, c'est le point constant au niveau duquel chez la même personne on retrouve toujours le même bruit anormal, et celui-là est retenu comme dilaté qui présente le clapotage au-dessous de la ligne susdite.

Il est à remarquer que, dans ce second cas, **rien ne** démontre l'existence de la stase gastrique. L'abaissement du point au niveau duquel se constate le bruit de clapotage indique bien le relâchement des parois gastriques, leur défaut de tonicité, mais il ne démontre pas la stase, qui dans l'espèce est le phénomène capital, puisque sans elle les fermentations anormales ne peuvent prendre naissance.

D'autre part, il arrive qu'après avoir perçu le **bruit** de clapotage au niveau ou au-dessous de la ligne chondro-ombilicale, on ne puisse point, par la **sonde,**

démontrer l'existence de liquide stagnant dans l'estomac.

Par l'aspiration, par l'expression on n'obtient rien.
L'eau du lavage ressort absolument pure. Ce n'était
donc pas dans la cavité gastrique que se passait le bruit
provoqué par la succussion digitale, et, il est certain,
comme l'a indiqué M. Malibran dans sa thèse, qu'on peut
être trompé par des bruits d'origine colique.

On répond à cela que le passage de la sonde et les
manœuvres destinées à l'évacuation du contenu stomacal ne sont pas pleinement démonstratives, qu'il peut
séjourner dans l'estomac un liquide que la sonde n'at-
teigne pas. Ceux qui ont l'habitude de faire faire des
repas d'épreuve, n'attacheront guère d'importance à
cette riposte. En effet, il n'arrive peut-être pas deux
fois sur cent, qu'on ne puisse pas obtenir de suc gastrique chez ceux auxquels on a administré un repas
d'épreuve. Le liquide de stagnation serait-il plus résis-
tant que le liquide de la digestion? La chose est peu
probable.

Il en résulte qu'en suivant les indications et la pratique de M. Bouchard, on admet la stase là où elle
n'existe pas, on en exagère la proportion en clinique,
et l'importance en théorie. On considère comme dilatés
avec stase des gens qui n'ont qu'un degré accentué de
la dyspepsie atonique si fréquente chez les névropathes,
mais qui sont cependant capables de vider complètement leur estomac de son contenu dans l'intervalle de
deux repas. Il ne suffit pas dans le cas présent, de
démontrer que l'estomac ne se rétracte pas quand il

est vide, il faut démontrer qu'il ne se vide pas à jeun, ce qui est bien différent.

En second lieu, pour être en droit de faire dériver les manifestations d'ordre neurasthénique de la dilatation de l'estomac, il faut pouvoir démontrer que celle-ci a précédé celle-là. Nous ne sommes pas en mesure de prouver, évidemment, que dans certains cas la dyspepsie n'est pas le phénomène le premier en date; mais nous connaissons bon nombre de cas dans lesquels on a pu voir, à partir d'un jour donné, évoluer simultanément et parallèlement les accidents nerveux et les accidents dyspeptiques. Certains faits d'observation clinique ont véritablement à ce point de vue, une valeur en quelque sorte expérimentale. Ce sont ceux — et ils sont loin d'être rares — dans lesquels l'état neurasthénique et dyspeptique se montre à la suite d'une vive émotion, de vifs chagrins ou encore d'un traumatisme.

Un jeune homme fort et vigoureux, marin de l'Etat, est brutalement renversé par terre en luttant avec des amis. « A partir de ce jour, dit-il, je n'ai plus été le même homme ; au lieu d'être comme auparavant, gai et plein d'entrain, j'étais sombre, morne et triste. Au lieu d'être leste et agile, j'étais sans force comme sans courage. » L'appétit disparut. A noter en plus de la céphalalgie, de l'insomnie, de l'amaigrissement, une teinte terreuse de la peau. Le malade en arrivait à certains moments, à ne pouvoir quitter le lit. Aucun stigmate d'hystérie. On avait, naturellement, diagnostiqué la dilatation de l'estomac, et on lui avait attribué l'ensemble morbide. Cependant à jeun on ne pouvait extraire par la sonde qu'une petite quantité de bile, que les efforts d'expulsion chassaient au bout de quelques instants du duodénum dans l'estomac. Le repas d'épreuve permit de constater une diminution assez notable de la sécrétion de l'acide chlorhydrique. Le gavage à la poudre de viande, les boissons chaudes aux repas, le régime et les douches eurent en quelques mois raison de cet état. Le malade put reprendre son travail de bureau dans une grande administration.

Chez un homme de 50 ans, la neurasthénie avec hyperchlorhydrie est consécutive à la grippe ; chez un autre encore à des chagrins répétés.

Un jeune homme présente tous les signes de la dilatation de l'estomac avec neurasthénie. Tout s'y trouvait, même les nodosités des doigts. C'était également un hyperchlorhydrique. Eh bien tout cela, neurasthénie et dyspepsie, s'était montré à la suite d'un profond chagrin, de peines morales angoissantes.

Il serait facile de multiplier ces exemples. Ne sont-ils pas très démonstratifs ? Ne montrent-ils pas nettement l'influence prédominante de la névropathie ?

L'ancienneté de la dilatation de l'estomac, son antériorité ont été quelquefois admises à cause de l'existence des nodosités décrites par M. Bouchard au niveau des articulations de la première avec la seconde phalange. Il y a là une pétition de principe, car il faudrait démontrer tout d'abord que ces nodosités sont la conséquence de l'imprégnation de l'organisme, par un

poison indéterminé du reste, **mais produit par les**
fermentations intra-stomacales.

Nous croyons pour notre part que les nodosités en
question se rencontrent souvent chez les neuro-dys-
peptiques ; mais elles se voient aussi chez des gens qui
digèrent parfaitement et qui n'ont pas de dilatation
de l'estomac. Elles ne sont pour nous que l'indice
physique, et comme le stigmate d'un état constitu-
tionnel particulier. Le Dr Bloch en a fait le résultat
d'une sorte de malformation, sinon de dégénérescence
congénitale [1]. Elles seraient fréquentes surtout chez
les scrofuleux et les névropathes. Ce serait une sorte
de stigmate physique de névrose.

M. Charcot fait aux intoxications d'origine stomacale,
une autre objection qui est la suivante : comment se
fait-il que les individus qui ont de grande dilatations
gastriques avec stagnation considérable, les cancéreux,
par exemple, n'aient jamais la série des accidents nerveux attribués aux dilatés protopaphiques. Comment se
fait-il que chez eux, le vertige, dit par Trousseau vertige gastrique, soit chose totalement inconnue? N'ont-
ils pas, en théorie, tout ce qu'il faut pour présenter des
fermentations anormales et fabriquer de l'autopoison?

M. Charcot fait remarquer encore, et il insiste beaucoup sur cet argument que certains neurasthéniques
n'ont ni dyspepsie, ni dilatation gastrique. Comment admettre dès lors que ce soit l'estomac qui tienne le
système nerveux sous sa dépendance ?

1. *Association française pour l'avancement des Sciences.* Con-
grès de Paris, 1889.

Les recherches et les publications de M. Bouchard
ont été faites du reste à une époque où l'on ne faisait
pas encore l'examen chimique du contenu de l'estomac. Il s'est borné à diagnostiquer la dilatation et la
stase par l'exploration extérieure. Il a supposé que
l'acide chlorhydrique devait manquer dans les estomacs
dilatés. Nous avons vu, en étudiant la dyspepsie neurasthénique, que l'hyperchlorhydrie s'y rencontr e
quelquefois. Que devient dès lors l'hypothèse fondamentale, les fermentations excessives et anormales
que peut seule permettre l'indigence du suc gastrique
en HCl ?

Si l'on étudie méthodiquement le contenu de l'estomac dans la dilatation, on trouve que sous ce nom
on a compris des choses absolument différentes, située s
à des extrémités opposées de l'échelle des états chimiques. La dilatation de l'estomac, elle non plus, ne
peut être acceptée en bloc, elle doit être dissociée.

Ce n'est pas à dire cependant qu'il n'y ait jamais
d'auto-intoxication d'origine gastrique, mais celle-ci
demande également à être étudiée méthodiquement,
par voie expérimentale. MM. Bouveret et Devic ont
commencé ce travail. Ils ont pu démontrer l'existence
de substances toxiques dans l'estomac dilaté [1] ; mais,
chose curieuse, c'est là où on les eût le moins atten-
dues, étant donné l'idée du rôle antiseptique qu'on se
faisait de l'acide chlorhydrique, qu'on les a rencontrées,
c'est-à-dire chez les hyperchlorhydriques. A vrai dire,
il ne s'agirait pas là de produits de fermentation,

1. *Revue de médecine*, janvier et février 1892.

mais d'albumines toxiques. L'agent nocif, ce serait la peptone en excès, mal élaborée peut-être. C'est par son action que s'expliqueraient les accidents de tétanie observés chez les hyperchlorhydriques. Nous sommes, on le voit, loin de la neurasthénie.

Quoi qu'il en soit, il importe de rechercher avec toute la rigueur expérimentale, de mise en cas semblable, les propriétés toxiques du suc gastrique dans les différents cas de dilatation. Par là seulement pourra se confirmer ou s'infirmer la très ingénieuse hypothèse de M. Bouchard.

Nous ne voulons pas prétendre en effet, — ce serait le faire sans preuve — que les auto-intoxications d'origine stomacale n'existent pas, qu'il n'y a pas du vrai dans l'hypothèse de M. Bouchard. Tout ce que nous pouvons dire, dès maintenant, en nous appuyant sur les données de la clinique, c'est que la neurasthénie n'est pas subordonnée à la dyspepsie, et que si la dilatation de l'estomac peut s'y montrer — et cela se voit quelquefois — elle ne vient qu'en seconde ligne, à titre de phénomène secondaire. Dans quelques cas, rares il est vrai, elle peut devenir une véritable complication, mais elle n'est qu'une complication, et on n'a pas le droit, même dans les cas extrêmes, de lui donner, en pathogénie, le pas sur la névropathie.

Ce que nous disons de la neurasthénie, s'applique également à des états de névropathie vague, insuffisamment déterminés encore, et en particulier, à cet état de névropathie qui est le fond commun de ce que les uns appellent l'arthritisme, les autres l'herpétisme.

Il est évident, cet état, chez les candidats à la goutte ou au diabète, chez les rhumatisants vagues, en passe de devenir des rhumatisants déformants si les circonstances s'y prêtent, chez certains eczémateux. A propos des dermatoses il est à noter qu'ici encore on a parfois renversé les termes du problème, et qu'on a tout attribué à l'estomac et à l'intestin. C'est la même erreur, et dans le même sens, que celle qui concerne la neurasthénie.

II. Viciation de la nutrition générale d'origine dyspeptique. — Ici encore, l'idée n'est pas nouvelle. Ici encore nous pouvons remonter jusqu'à Galien et même jusqu'à Hippocrate. Les passages suivants que nous empruntons à Beau, sont bien caractéristiques.

Hippocrate dit que l'estomac est pour les animaux ce que la terre est pour les plantes : « *Ut in arboribus terra, sic in animalibus alvus succum alibilem suppeditat.* » Il s'ensuit que l'homme qui digère mal est comparable à un arbre qui fixé sur un sol stérile, finit par se dessécher et périr.

Celse attribue à la faiblesse de l'estomac plusieurs symptômes locaux et généraux : « *Stomachum autem infirmum indicant pallor, macies præcordium dolor, nausea et nolentium vomitus ; in jejuno, dolor capitis.* »

Galien est beaucoup plus explicite dans la considération de l'influence pathogénique de l'estomac : « *ventris torpor omnium confusio ; torporem autem intelligimus in coquendis cibis ventriculi infirmitatem, omnium plane corporis vitiorum causam esse* ».

« *Morborum fere omnium,* dit Benedetti, auteur con-

temporain de la Renaissance, *causa est stomachi infir-
mitas.* »

« *Dum viget stomachus, vigent omnia.* » Quand l'estomac va, tout va : l'aphorisme est de Baglivi.

Ce sont là, incontestablement, des précurseurs de
Broussais et de Beau. Pour le premier, la gastrite est la
cause de tout le mal, pour le second, la dyspepsie. De
la dyspepsie dérive l'anémie et la nutrition vicieuse
des tissus, et, au premier plan du système nerveux.
De là l'importance des phénomènes névropathiques
attribuables à ce mauvais fonctionnement de l'estomac.

MM. Hayem et Winter ont récemment repris cette
théorie à l'appui de laquelle viendraient — à leur sens
— les recherches faites à l'aide de leur procédé d'analyse du suc gastrique. Ils écrivent en effet [1] :

« M. Bouchard a le premier insisté sur les conséquences éloignées des mauvaises digestions. Il les a
rattachées à la résorption au niveau du tube digestif
de divers produits d'origine fermentative. En mettant
en relief la fréquence de ces fermentations et le grand
développement qu'elles peuvent atteindre dans certains cas, nous avons apporté sur cette question des
renseignements précis.

Mais nous pensons qu'au point de vue fort intéressant des désordres généraux, consécutifs aux troubles
de la digestion, il y a lieu de faire jouer un rôle plus
important encore aux produits albuminoïdes anormaux
mis en lumière par nos études touchant les déviations qualitatives de la digestion.

1. *Chimisme stomacal,* p. 268.

Les gastropathies dont le début remonte très fréquemment à l'enfance ou à l'époque de l'adolescence doivent, en fournissant aux éléments de nos tissus des produits nutritifs de composition vicieuse, préparer pour ainsi dire de longue main, soit certaines maladies viscérales (maladies du foie, du rein, des vaisseaux, etc.), soit aussi diverses maladies de la nutrition (goutte, gravelle, diabète, obésité, rhumatisme chronique).

L'état névropathique, la neurasthénie pourraient, cela va de soi, faire partie de ce cortège des conséquences du mauvais fonctionnement de l'estomac.

Nous croyons que M. Hayem attribue aux résultats que lui a donnés la méthode d'analyse de M. Winter une portée qu'elle n'a pas. La base de la théorie déborde de beaucoup l'assise que peut lui fournir la technique employée.

Par la méthode de M. Winter on mesure d'une façon exacte la quantité d'HCl libre, quand il y en a ; ou mesure l'HCl combiné. Le total de ces deux facteurs indique l'état de la sécrétion chlorhydrique dans l'estomac. C'est beaucoup, c'est mieux que ce qu'on avait fait jusque là, mais c'est tout.

Le procédé Winter ne peut mesurer ni directement ni indirectement le travail exécuté par l'estomac ni donner une idée de sa qualité.

Si l'on se place à un point de vue plus général, il n'est même nullement démontré qu'il faille, même à l'état physiologique, attribuer une grande importance au travail digestif accompli par le suc gastrique. Il est rès possible que la part la plus importante de ce travail se fasse dans l'intestin aux dépens surtout du suc pancréatique.

L'estomac et l'intestin ne peuvent être qu'artificiellement séparés l'un de l'autre. De ce que nous explorons beaucoup plus facilement le premier que le second, à peu près inabordable à nos moyens d'investigation, il n'en résulte pas que les théories générales de la nutrition et des états diathésiques puissent s'appuyer dès maintenant sur les recherches qu'a permis de faire du côté de l'estomac une technique encore très rudimentaire. Il ne faut pas oublier que cette technique n'aborde que d'une façon indirecte et partielle, le difficile problème de la digestion et de l'assimilation.

Il est certain que la viciation des opérations de la digestion gastro-intestinale doit retentir directement sur la nutrition des organes, mais il faut reconnaitre que nous ne connaissons pour ainsi dire qu'*a priori* cette viciation, et qu'il n'est pas du tout démontré que dans la neurasthénie et les états similaires, la dépréciation du chimisme soit la chose primordiale, la circonstance pathogénique.

La clinique rend au contraire plus probable cette idée que dans la dyspepsie nerveuse, il s'agit, au début surtout, d'un trouble simplement nervo-moteur, **sans** trouble important des sécrétions digestives.

III. Actions réflexes d'origine gastro-intestinales. — Pour Van Helmont, un principe vital, une *archée*, gouverne le duumvirat de la digestion, la rate et l'estomac. Suivant ses différents degrés d'irritation, ce mauvais génie, envoie dans les différents points du corps des maladies de divers ordres. Van Helmont avait ainsi personnifié en quelque sorte les centres nerveux voisins de l'estomac.

Wepfer était arrivé à la même conclusion. « A l'exemple de Van Helmont et de Glisson qu'il cite avec éloge, il établit dans le tube digestif un président de tout le système nerveux. » (Beau.)

Beau ajoute pour son compte : « Il faut donc nous habituer à cette idée que si la boite cranienne renferme le centre nerveux de la vie animale, la région épigastrique renferme le centre nerveux de la vie organique. Toutefois nous devons reconnaitre que le centre nerveux abdominal (plexus solaire, ganglions demi-lunaires), qui se confond pour ainsi dire avec l'estomac n'a plus l'apparence matérielle et le relief du centre nerveux encéphalique [1]. »

Ce centre nerveux, c'est le cerveau abdominal de M. Leven, qui a associé dans la même théorie l'idée de Broussais sur la gastrite et l'idée de Van Helmont sur le rôle présidentiel du plexus solaire.

Ces centres nerveux doivent être considérés comme le point de départ, et le point de réflexion d'actions réflexes anormales, soit par leur intensité, soit par leur direction.

Les actions réflexes sont de bonne composition ; avec un peu d'habileté on en fait tout ce qu'on veut.

D'autre part, elles existent sans aucun doute, et, sans

1. *Traité de la dyspepsie*, p. 24.

aucun doute encore, elles ont une réelle importance. Il n'en résulte nullement que l'on puisse dire que c'est le tube digestif qui a commencé, toujours en vertu des mêmes raisons cliniques. Que maintenant, chez les névropathes, le système nerveux soit dans son ensemble plus excitable, plus irritable, cela paraît certain ; cela paraît être un élément important dans le mécanisme des manifestations observées. Toutefois, même avec cette interprétation, on se trouve encore et toujours ramené à l'idée d'une façon d'être et de réagir particulière du système nerveux. Cette façon particulière d'être et de réagir, cette susceptibilité spéciale est précisément la caractéristique physiologique de l'état de névrose. C'est toujours à la névrose qu'on en revient en dernier ressort.

IV. *Ptoses viscérales*. — M. Frantz Glénard a expliqué simultanément par l'abaissement des viscères dans l'abdomen et la dyspepsie et le nervosisme [1].

D'après M. F. Glénard, chez bon nombre de dyspeptiques, on peut observer, suivant le degré de constance de ces manifestations et suivant l'ordre de leur apparition, plusieurs séries de symptômes :

1° Phénomènes asthéniques (faiblesse générale, faiblesse des reins, d'estomac) ;

2° Phénomènes méso-gastriques attribuables au tiraillement de l'intestin sur ses ligaments mésentériques

1. *Lyon médical*, 1885. — Féréol, *Société médicale des Hôpitaux de Paris*, 1886, 1887, 1888. — Cuileret, *Gaz. des Hôpit.*, 28 sept. 1888. Kaplan, Gourcelot, Th. de Paris 1889.

(sensations de tiraillement, de poids, de creux, de vide, fausse faim) ;

3° Phénomènes gastriques ou choméliens. — M. Glénard les appelle ainsi pour rendre hommage àChomel, qui les a bien décrits. — (a. Flatulence et symptômes vaporeux ; b. douleurs, aigreurs, brûlures, vomissements, serrements, crampes)

4° Phénomènes névrosiformes (insomnie, irritabilité, mélancolie, impuissance, vertiges, céphalalgie, palpitations, bourdonnements, névralgies, crises, etc.)

De plus, la dyspepsie des entéroptosés, se traduit en clinique par certains phénomènes d'une grande importance diagnostique :

1° Réveil à 2 heures du matin avec ou sans malaise ;

2° Apparition ou exacerbation des malaises à trois heures du soir ;

3° Aggravation des malaises par l'ingestion de certains aliments (en première ligne, la graisse, les féculents, le lait, le vin) ;

4° Irrégularité et insuffisance des selles.

A chacun des quatre groupes symptomatiques, que nous avons tout d'abord cités, M. Glénard attribue un mécanisme pathogénique particulier. Voici comment il les explique :

1° Les symptômes choméliens [1] sont des symptômes de l'atonie gastrique ;

1. Nous verrons tout à l'heure que M. Glénard n'a pas eu en vue la neurasthénie de Beard et Charcot, mais un état vague, non stigmatisé de nervosisme. Bien que nous ne sachions pas où il pourrait placer la frontière entre ces deux états, bien qu'il

2° Les symptômes neurasthéniques sont des symptômes de la diminution de la tension intra-abdominale ;

3° Les symptômes vaporeux sont des symptômes amenés par la constriction du corset ; ils appartiennent donc exclusivement à la dyspepsie de la femme ;

4° Les symptômes mésogastriques sont des symptômes d'entéroptose.

A l'état normal, les intestins renferment des gaz à une certaine pression ; ils sont soutenus par les muscles abdominaux, sorte de sangle active. Mais les parois abdominales peuvent devenir trop lâches pour le contenu de l'abdomen ; cela se fait certainement dans deux circonstances différentes. A la suite d'un accouchement, et surtout d'accouchements répétés, chez les personnes obèses ayant subi un amaigrissement considérable, la sangle abdominale devient trop lâche, incapable de soutenir la masse intestinale qui tombe passivement en avant et en bas dans la station verticale, qui s'étale sur les côtés, vers les flancs dans le décubitus.

D'autre part, dit M. Glénard, lorsque l'intestin se vide des gaz qu'il renferme, il devient plus pesant, il présente moins de surface ; il tend donc à tomber vers les parties déclives. Cela est vrai surtout pour le côlon que l'on peut sentir quelquefois aux environs de

ait certainement dans ses premiers travaux englobé la neurasthénie telle que nous l'avons définie dans sa conception théorique, nous devions prévenir dès maintenant le lecteur, que, par neurasthénie M. Glénard a simplement désigné un état vague de névropathie.

l'ombilic formant une corde transverse assez facile à apprécier par la palpation.

L'intestin en tombant tire sur le mésentère et sur ses mésos, qui, aux coudes du côlon, forment de véritables ligaments suspenseurs.

La partie la plus mobile de l'intestin est le coude droit du côlon transverse ; or, cet angle colique se trouve relié au pylore par un faisceau fibreux. En tirant sur le pylore, il tend à le dévier, à l'abaisser ; par l'intermédiaire du petit épiploon, l'estomac en s'abaissant entraine le foie. Le rein suit le mouvement ; c'est, on le voit, une ptose générale des viscères.

A la néphroptose surtout on a fait jouer un rôle important dans l'établissement de la dyspepsie et de la névropathie.

M. F. Glénard est l'inventeur d'un procédé, du reste ingénieux et très sensible, pour la recherche du rein mobile. Il l'a constaté 148 fois ; dont 131 fois chez la femme ; 126 fois à droite, 3 fois seulement à gauche. Dans 19 cas, le déplacement était double.

Bartels et Warneck-Müller ont admis que le hile du rein luxé venait comprimer le pylore. M. Bouchard pense, de son côté, nous l'avons dit déjà, que le foie, congestionné en vertu du passage dans la veine porte des poisons venus de l'estomac dilaté, chasse devant lui le rein droit. Cela se fait surtout chez les femmes qui portent corset, et chez les officiers qui portent ceinturon. La cage thoracique étant ainsi fixée, le foie ne peut que descendre.

Sur 89 cas de rein mobile, Ewald n'a vu que 10 fois

l'ectasie gastrique [1]. Guttmann et Senator lui ont reproché de diagnostiquer bien facilement le déplacement du rein.

La coexistence du rein mobile, de la dyspepsie et d'un état névropathique très voisin de la neurasthénie a été fréquemment relevée. Nous en avons vu pour notre part sept cas manifestes. Toutefois la neurasthénie et la dyspepsie ne se montrent pas indistinctement chez tous ceux dont le rein est mobile, ce qui démontre bien qu'il faut, pour que les accidents qui la caractérisent se produisent, en plus du rein flottant, une prédisposition, un état de nervosisme qui ne fait que s'aggraver, par un véritable cercle vicieux, dès que s'est faite la luxation viscérale.

Nous avons longuement exposé la théorie de l'entéroptose de M. F. Glénard ; il convient de déclarer toutefois, qu'il est loin de lui attribuer une influence exclusive dans la pathogénie de la neurasthénie. Du reste [1], ce qu'il a décrit sous le nom de neurasthénie en 1885, avant les travaux de M. Charcot, n'est pas la neurasthénie limitée par les stigmates que nous avons énumérés, mais un simple état de faiblesse névropathique.

M. Glénard [2], s'est, d'autre part trouvé amené par ses recherches ultérieures à attribuer à l'état du foie une importance plus grande qu'à l'entéroptose elle-même. C'est à l'état du foie, qu'il explore par un procédé personnel (procédé du pouce) qu'il rapporte la neuras-

1. Société médic. de Berlin, mars 1890.
2. Note manuscrite de M. Glénard.

thénie telle qu'il la concevait autrefois. Pour lui, « la neurasthénie est le syndrôme d'un trouble fonctionnel encore inconnu du foie, survenant soit par le fait du passage de l'entéroptose à la deuxième période, soit par le fait d'une intoxication alcoolique ou impaludique, soit par le fait d'un trouble fonctionnel persistant, d'origine vasomotrice, dont la cause première pourrait être une émotion violente, une terreur, ou enfin le surmenage. Dans ce dernier cas, c'est bien la maladie persistante du foie qui entretient la maladie de nutrition puisque celle-ci persiste, bien qu'émancipée de sa cause première, l'action nerveuse, qui peut avoir cessé depuis longtemps, sans que pour cela le malade soit guéri.

» Donc, neurasthénie par entéroptose ou par hépatisme (celui-ci par intoxication, surmenage, causes morales, etc.).

» Enfin, il est une entéroptose secondaire précédée de l'hépatisme, de même qu'il est un hépatisme secondaire précédé de l'entéroptose primitive (par traumatisme).

» Quant à la neurasthénie de Charcot, elle ne correspond pas au syndrôme de l'entéroptose. Ses symptômes, lorsqu'ils sont associés à l'entéroptose, s'en distinguent parce qu'ils ne sont pas justiciables des agents thérapeutiques efficaces contre l'entéroptose (sangle, laxatifs, régime carné, alcalins), tandis que lorsque l'entéroptose est pure avec tout le cortège névropathique qui l'accompagne (sauf les symptômes de Charcot), il n'est pas un de ses symptômes qui ne cède au traitement précédent. »

En somme, M. Glénard admet donc qu'il a appelé neurasthénie un état névropathique différent de celui que nous étudions ici; que la neurasthénie, telle que nous l'avons définie, n'a rien à voir avec l'entéroptose, et que l'état du foie est le facteur le plus important dans l'état névropathique qu'il a eu en vue.

Pour les uns, le grand coupable c'est assez souvent le rein; pour d'autres, les ovaires, pour M. Glénard, à l'heure actuelle c'est le foie; l'entéroptose ne vient plus qu'en seconde ligne.

Théorie génitale de la neurasthénie. — La neurasthénie n'est pas rare chez les femmes atteintes d'une lésion chronique de l'utérus et de ses annexes. Chez elles on peut constater des métrites, des salpingites, des ovarites, des déviations utérines, des pelvi-péritonites, etc.

Les phénomènes douloureux dans la zone pelvienne ont parfois une certaine intensité. Il y a des accès spontanés ou provoqués par la marche, par la station debout. La région des ovaires est souvent le siège d'une véritable hypéresthésie; on peut constater des irradiations névralgiques lombo-abdominales.

L'intensité des sensations pénibles éprouvées par les malades ne sont nullement en rapport avec l'étendue et la gravité des lésions utéro-ovariennes ou péri-utérines; il y a là un élément de nervosisme préalable qu'on ne peut méconnaître.

Au moment des règles tout cela s'exagère.

Quoi d'étonnant à ce que la neurasthénie, la dépression générale avec hypocondrie, se produise dans ce conditions. Les malheureuses femmes ainsi atteintes sont soumises à une double torture physique et morale, morale souvent plus que physique encore. Bon nombre d'entre elles sont complètement immobilisées, condamnées en permanence au lit ou à la chaise longue. D'autres qui peuvent se mouvoir encore, sont cependant des infirmes. et cette infirmité les atteint au plus sensible de leur amour-propre. Les rapports sexuels deviennent impossibles ou douloureux ; la crainte d'être trompées, d'être pour leurs maris un objet d'ennui, de fatigue, sinon de dégoût, les obsède. L'appétit disparaît ; le sommeil aussi. Ce sont constamment de tristes préoccupations et la neurasthénie devient manifeste. Pour peu qu'il y ait quelque prédisposition héréditaire, la dépression morale peut prendre des allures graves, et la guérison devient problématique, même si l'on obtient une amélioration sensible des désordres génitaux.

On a vu dans bien des cas les phénomènes généraux disparaître à la suite d'une heureuse intervention thérapeutique, particulièrement depuis les progrès qu'a réalisés la chirurgie gynécologique. Cela n'est pas une preuve que l'on doive invoquer contre l'interprétation qui précède. En effet, il en est de l'ovaire et de l'utérus malades ce qu'il en est du rein flottant ; leur lésion devient la cause occasionnelle d'une dépravation générale du système nerveux. Que ces lésions agissent à la façon d'un irritant permanent, ou que l'inquiétude morale ait le rôle principal dans la genèse de l'état névropathique, il n'en faut pas moins attribuer toujours une part importante à la prédisposition, au mode de réaction congénitale du système nerveux. Toutes les femmes ne sont pas, en effet, égales devant les mêmes lésions, et, à lésion égale, l'une deviendra neurasthénique alors que l'autre conservera dans une mesure beaucoup plus large sa résistance nerveuse et son ressort moral.

On comprend très bien que l'heureux résultat d'une intervention radicale, qu'une guérison depuis longtemps souhaitée et dont on désespérait, rende la confiance et le repos, et que, dans ces conditions, la neurasthénie s'évanouisse. Il n'en résulte pas qu'on doive voir dans l'appareil utéro-ovarien, et surtout dans les ovaires mêmes, le point de départ de la neurasthénie féminine dans tous les cas. Cela mènerait à intervenir avec une excessive facilité, à faire la castration féminine proposée déjà contre l'hystérie. M. Charcot a protesté avec vigueur contre cette dangereuse pratique qui ne repose que sur une conception fautive de la nature et de l'origine des névroses. Le propre des névroses, c'est d'être une façon d'être particulière de toute la substance nerveuse, contre laquelle l'idée même d'une intervention chirurgicale est parfaitement illogique.

Pour intervenir de cette façon dans la neurasthénie des femmes, il faut donc que cela soit justifié par l'existence de lésions palpables, suffisamment intenses pour légitimer une action énergique, une la parotomie, une castration. L'indication de l'intervention est beaucoup plus dans l'état des organes que dans l'intensité des phénomènes généraux, et, en particulier des phénomènes névropathiques.

Neurasthénie génitale chez l'homme. — La question
qui se présente maintenant à notre examen est complexe et délicate.

Dans quel rapport sont vis-à-vis l'un de l'autre, au
point de vue pathogénique, les affections de l'appareil
génital de l'homme, la masturbation et la spermatorrhée.

On sait quel retentissement considérable ont sur le
moral les affections de l'urèthre, la blennorrhagie par
exemple, et, cela, même chez les individus les mieux
équilibrés. Il y a là un sentiment d'amoindrissement
personnel qui résulte évidemment du sacrifice momentané de la virilité.

Chez les névropathes, les prédisposés, cela amène
facilement aux préoccupations hypocondriaques : la
phobie blennorrhagique est une des plus communes.
Elle se lie tout aussi facilement à l'ensemble neurasthénique que les autres phobies. Chez des dégénérés
héréditaires cela peut avoir les allures d'une véritable
vésanie.

Quels sont maintenant les rapports de la neurasthénie, de l'onanisme et des excès vénériens?

Ceux qui pensent qu'il existe dans le sperme une
substance tonique d'une grande puissance sous un
petit volume ne sont pas embarrassés pour trancher la
question. Tous ceux qui ont éprouvé des pertes considérables de sperme, auraient perdu par là même, matériellement, une certaine quantité d'énergie. Il est

tout naturel dès lors qu'ils donnent des signes de faiblesse nerveuse.

L'onanisme n'est pas chose si simple. Il a des formes et des degrés. La dépense génitale que chacun peut faire est variable. On ne doit pas dépasser dans ce sens les ressources de son budget.

Mais pourquoi en cette matière y a-t-il des prodigues ? N'est-ce pas surtout parce qu'il y a des déséquilibrés et des névropathes ? Faire des excès est déjà un signe de névropathie, et l'on peut bien dire que ces excès ne sont eux aussi qu'une cause occasionnelle de neurasthénie, lorsque la neurasthénie leur succède. Souvent du reste chez les incontinents génitaux — que leur incontinence se traduise par des manœuvres naturelles ou extra naturelles, — il ne s'agit pas simplement de l'épuisement nerveux tel que nous l'avons limité. Il y a chez eux quelque chose de plus grave qui touche à la psychose.

Un névropathe âgé d'une cinquantaine d'annces, plus excitable que neurasthénique vrai, m'avouait du ton le plus naturel, que depuis 20 ans il avait matin et soir des rapports avec sa femme. Cette virilité excessive n'est-elle pas déjà par elle-même l'expression d'un état particulier de nervosisme ?

La neurasthénie s'observe aussi chez les hommes qui sont atteints de spermatorrhée passive. Il est certain que chez eux les deux affections s'aggravent réciproquement, sans que l'on puisse primitivement subordonner l'état nerveux à la perte séminale.

Qu'il s'agisse de l'appareil digestif, du rein mobile, des lésions et des troubles fonctionnels de l'appareil génital chez l'homme comme chez la femme, nous parvenons donc toujours à une conclusion identique : ce qui domine la situation, c'est la névropathie.

La neurasthénie et la dyspepsie en sont des conséquences parallèles. Le rein mobile, l'utérus dévié, la trompe et l'ovaire enflammés, réveillent et rendent manifeste, exagèrent et entretiennent la prédisposition à la névrose. C'est donc partout et toujours la névropathie qu'il faut incriminer.

Dans le chapitre prochain, nous rechercherons quels sont les rapports de la neurasthénie et des autres névroses au point de vue de la séméiologie et de l'hérédité nerveuse. Ce chapitre viendra compléter celui-ci, dans lequel nous avons discuté les principales hypothèses par lesquelles on a voulu expliquer la neurasthénie.

Il y a de toute évidence dans cette névropathie une façon d'être, de vivre et de réagir anormale du système nerveux ; un état de névrose, en un mot.

Serons-nous beaucoup plus avancés quand nous aurons dit, avec Erb, qu'il doit y avoir un trouble intime de la nutrition des éléments nerveux ; avec Beard, qu'il doit y avoir défaut d'équilibre entre leur usure et leur réparation ; avec M. Féré, qu'il y a dans la neurasthénie une modification de la vibratilité propre des éléments nerveux ? « Cette vibratilité serait diminuée par épuisement consécutif à l'excès ou au défaut d'excitation, l'excitation n'étant autre que les vibrations extérieures (impressions périphériques) ou intérieures (phénomènes psychiques et végétatifs) qui constituent le fonds de la vie nerveuse [1]. » Ces formules, assez vagues du reste, ne sont encore que des hypothèses qui n'ajoutent pas grand'chose à ce que nous apprennent l'étude et l'analyse cliniques.

1. Levillain, *loc. cital.* p. 17.

CHAPITRE VII

La neurasthénie n'ayant, à l'heure actuelle, et ne
devant peut-être jamais avoir de substratum anatomique, ou de caractéristique chimique, elle se trouve
limitée, d'une part, par l'ensemble des symptômes qui en font un processus clinique particulier, et,
d'autre part, par les symptômes qui ne lui appartiennent pas et qui servent à déterminer d'autres états
névropathiques.

C'est dire, en d'autres termes, qu'elle est déterminée
par ses stigmates et que les autres états névropathiques s'en différencient par les stigmates qui leur
sont propres.

En notant ces signes distinctifs, on n'établit pas
seulement le tableau exact de certains types, de certaines combinaisons cliniques assez souvent réalisées;
on établit réellement des processus différents. Ces
stigmates ont une autre utilité que de servir à la description et d'aider la mémoire, ils spécifient des états

morbides destinés, suivant toute probalilité, à une *évolution* particulière. Cela ne suffit-il pas pour leur donner une véritable *individualité*?

Nous montrerons tout à l'heure quelle place doit tenir l'individualité morbide dénommée neurasthénie dans l'ensemble des maladies nerveuses.

C'est par ses stigmates que nous avons en somme défini la neurasthénie, et il n'y avait pas d'autre définition possible. Rappelons en quoi ils consistent : c'est la céphalée, l'insomnie, la dépression cérébrale, l'asthénie neuro-musculaire, la rachialgie, la dyspepsie.

Les possibilités cliniques sont assez variables, en raison des combinaisons que peuvent réaliser ces symptômes, de leur intensité variable dans les différents cas. Quelques-uns de ces stigmates peuvent manquer, il est vrai ; mais cependant le diagnostic de la neurasthénie s'impose encore. C'est ainsi qu'on voit faire défaut, la rachialgie, l'insomnie, la dyspepsie. Les stigmates de la neurasthénie sont-ils donc absolument tout chez les neurasthéniques? Evidemment non, car, chez eux, on peut et on doit admettre encore deux éléments: la prédisposition nerveuse particulière, antérieure à l'apparition du syndrôme neurasthénique, et d'un autre côté une variété très grande de manifestations accessoires, de second ordre, qui peuvent présenter cependant dans quelques cas un intérêt très grand. Ces manifestations secondaires, qui ne méritent pas de rentrer dans le cadre des stigmates, ont été pssées en revue à propos de la description pathologique de la neurasthénie ; occupons-nous ici de la prédisposition, du terrain spécial sur lequel seul elle peut éclore.

Ce terrain, c'est le *nervosisme* ou la névropathie vague ; c'est le fonds commun sur lequel peuvent germer et croître les différentes branches de la famille névropathique dont nous nous occuperons tout à l'heure. Pour devenir neurasthénique, il faut donc être tout d'abord un *névropathe*, mais on peut être et rester toute sa vie *névropathe*, sans jamais devenir soit un aliéné, soit un neurasthénique, soit un goutteux ou un diabétique.

Le nombre des *névropathes* non différenciés est donc encore considérable, en dehors des névropathes que des circonstances propices ou une hérédité plus impérieuse ont spécialisés [1].

Nervosisme. — *Névropathie vague.* — Il existe donc, en dehors de l'hystérie, de la chorée, de la maladie de Basedow et des autres névroses qui portent nom, des états de nervosisme, de névropathie qui ne sont pas la neurasthénie.

En quoi consiste ce nervosisme ? Avant tout — à notre sens, — dans un état particulier d'excitabilité et — volontiers aussi — de dépression facile. Les névro-

---

1. Il y a quelque difficulté à bien établir la distinction qui précède sans créer de nouveaux mots. En assignant aux termes *nervosisme, névropathie vague, névropathie,* la signification que nous leur donnons, nous ne faisons que suivre un exemple donné déjà par M. Levillain. Quand la confusion n'existe pas dans les idées, il est essentiel qu'elle n'existe pas non plus dans les mots.

pathes de cet ordre ont souvent le caractère difficile ; ils sont d'humeur changeante et instable ; ils ont une tendance marquée à passer par des périodes successives d'excitation et de relâchement. Quelquefois il s'agit de gens en apparence très gais, de rapports agréables, qui, dans leur intérieur, sont grognons, soupçonneux, insupportables. Souvent aussi les individus de cette catégorie présentent une grande émotilité.

Chez les nerveux, on peut relever des phénomènes qui les rapprochent plus ou moins, soit des mentaux, soit des névropathes qualifiés, soit des arthritiques, sans que cependant on puisse leur donner une place définitive dans l'un quelconque de ces groupes particuliers.

Par leur singularité, l'excès de leur ambition, leurs désirs insatiables, la faiblesse ou l'incohérence de leurs sentiments affectifs et moraux, certains arrivent plus ou moins près de la frontière de la folie ou de l'anomalie mentale, sans que pour cela on puisse dire cependant qu'ils l'ont atteinte et dépassée. Les autres ont une tendance à la fatigue, à la dépression, après des périodes de confiance et d'entrain qui les rapprochent des neurasthéniques. D'autres encore ont des douleurs rhumatoïdes, de la migraine, de la céphalée facile. Ils sont particulièrement sensibles aux substances toxiques, à l'alcool, au tabac ; ils ont facilement de l'urticaire, en particulier sous l'influence des morsures d'insectes. Peut-être un jour auront-ils d'une façon nette du rhumatisme déformant, de l'uricémie ou du diabète.

Tout cela, chez les mêmes individus, peut se combiner de la façon la plus variable ; de là des types extrêmement nombreux qui échappent à toute espèce de classification Il semble évident qu'il y a beaucoup de ces nerveux qui n'ont pas abouti et qui n'aboutiront jamais à une névropathie qualifiée. Les circonstances occasionnelles leur ont peut-être fait défaut ; la prédisposition personnelle était peut-être insuffisante ; mais il est à craindre que leurs descendants n'aillent plus loin qu'eux et qu'ils ne franchissent réellement le seuil de la dégénérescence.

Quelques auteurs ont fait rentrer cette névropathie vague dans la neurasthénie ; c'est une confusion contre laquelle ont protesté vivement M. Charcot et ses élèves.

Voici à ce propos comment s'exprime M. Levillain (p. 11).

« D'après Arndt, la neurasthénie s'étend du symptôme aspiration vague vers quelque chose de nouveau, jusqu'au syndrôme épileptique ou hystérique. — Ce n'est plus de la nosographie clinique, c'est de la haute fantaisie pathologique ; neurasthénie par ci, neurasthénie par là, s'écrie-t-il, c'est la maladie à la mode !

« Neurasthéniques, ces personnes irritables, emportées, mécontentes de leur sort, aspirant toujours à quelque chose de nouveau, même si cela ne vaut pas mieux que ce qu'elles ont : Socrate, Alexandre, Catilina, Vercingétorix, Auguste, Tibère, Séjan, Frédéric II, Voltaire, Robespierre, Kossuth, Garibaldi, Gambetta,

Napoléon Iᵉʳ, Pie IX, Luther, Loyola, Rousseau, tous des nerveux, des neurasthéniques.

« Neurasthéniques (car il y a des races, des peuples, des épidémies neurasthéniques), ces descendants énervés des Mérovingiens, Carlovingiens, Capétiens, ces Egyptiens, ces Perses, ces Romains, ces Américains de la décadence. Les Allemands d'aujourd'hui ne sont pas non plus épargnés, non seulement en eux-mêmes, mais aussi et surtout dans leur descendance. Voyez la fréquence croissante des suicides chez ces jeunes gens cultivés qui sortent des écoles! Voyez cet envahissement des affections mentales! Les femmes sont toutes irritables, nerveuses ; bientôt on n'en trouvera plus une seule bien portante, même à la campagne.

« Neurasthéniques, ces armées du salut, ces ligues d'antivivisectionnistes, tous ces névropathes qui cherchent toujours et partout la satisfaction de sentiments et d'aspirations exaltés, d'agitations morbides! etc., etc.

« Névropathes! Oui, conclut Levillain, mais non neurasthéniques, du moins d'après cette description. »

Comprendre les choses de cette façon, c'est évidemment retomber dans le chaos et la confusion. Parmi ceux qui sont confondus en bloc dans la neurasthénie, il y a de tout, même peut-être des neurasthéniques! Les uns sont des monstruosités cérébrales, des génies, les autres des mentaux dégénérés, les autres encore des nerveux de divers ordres. On y trouve en particulier des représentants des trois branches de la famille névropathique. Qu'on les élimine, et il restera encore les nerveux mal déterminés, que l'on ne peut classer à l'heure actuelle. Il n'est pas impossible que, dans ce résidu, on trouve encore les éléments de types morbides particuliers formant des groupes naturels, par l'analogie de leurs symptômes et de leur évolution. En tout cas, à l'heure actuelle, on peut reconnaître qu'il sont un trait commun, l'excitabilité nerveuse, à expression variable, dont nous avons parlé.

Parmi les névroses qualifiées, celle dont il importe le plus de nettement différencier la neurasthénie, c'est l'hystérie.

Celle-ci a, pour la distinguer, ses stigmates particuliers : l'anesthésie, le rétrécissement du champ visuel, les points hystérogènes, etc. Il y a une véritable affinité entre les deux névroses, que l'on voit souvent se combiner ou se superposer, comme dans l'hystéroneurasthénie traumatique. Elles peuvent survenir et surviennent souvent sous l'influence des mêmes causes, les grandes émotions, les commotions physiques ou morales. Cependant il est assez facile, chez le même individu, de reconnaître ce qui appartient à la neurasthénie et à l'hystérie. (Charcot.)

Enfin, chez les neurasthéniques, on peut constater parfois un certain nombre de syndromes nerveux, qui sont évidemment sans la dépendance de la névropathie générale, fondamentale, sous être sous la dépendance directe de la neurasthénie. Ainsi la tachycardie paroxystique que M. Bouveret considère, — dans certains cas tout au moins, — comme d'origine et de nature neurasthénique [1].

1. Il en rapporte deux exemples, l'un appartenant à la forme bénigne, l'autre à la forme grave.

La première malade (forme bénigne) est âgée de 50 ans. « En moins d'un an, elle a perdu ses trois enfants et son mari· En plus, d'une grande aisance, elle est tombée dans une situation voisine de la pauvreté. Tout cela s'est passé il y a cinq ans. Depuis cette époque, elle est malade. Elle présente les symptômes cardinaux de la neurasthénie : la céphalée, l'insomnie, l'asthénie motrice, la forme sévère de l'atonie gastro-intestinale, le refroidissement des mains et des pieds. Elle est triste, abattue, sans courage, pâle et notablement amaigrie. • Elle éprouve des palpitations et son pouls varie habituellement de 120 à 180 pulsations. Il n'y a aucun signe ni de lésion cardiaque, ni d'asystolie. Il n'y a ni exophtalmie, ni tuméfaction du corps thyroïde, ni tremblement, et l'on est pas en droit de diagnostiquer maladie de Basedow.

• La seconde malade (forme grave) est âgée de 68 ans. Elle tousse depuis longtemps. et, pendant l'hiver, elle est toujours plus oppressée et tousse davantage. • Elle est atteinte d'emphysème et d'asthme bronchique.

• Elle avait péniblement amassé quelques économies sur lesquelles elle comptait pour sa vieillesse ; brusquement elle a tout perdu. • Après une vive excitation, elle est tombée dans la neurasthénie : • Plus de bon sommeil, mais de l'insomnie et des cauchemars pendant la nuit, plus de forces, plus d'appétit, et surtout de l'oppression et des palpitations. • Les palpitations sont très violentes. il y a de 170 à 190 pulsations par minute, quelquefois même 300. Il n'y a ni exophtalmie, ni tremblement, mais un goitre vulgaire existant depuis très longtemps. Le pouls est petit ; il y a quelquefois un souffle systolique léger à la pointe du cœur. La mort survient en pleine asystolie. A l'autopsie, un peu de dilatation du cœur, mais sans lésion valvulaire. Les artères coronaires étaient saines.

Mais quand même la nature névropathique de cette tachycardie serait démontrée, faudrait-il en faire un facteur de la neurasthénie ? Ce serait attribuer à la neurasthénie une individualité pathogénique qu'elle n'a peut-être pas. Il peut très bien y avoir ici une combinaison semblable à la combinaison hystéro-neurasthénique, mais, cette fois, avec une manifestation morbide de moindre envergure, dont l'existence et la détermination ne suffisent pas pour caractériser un processus pathologique à évolution définie.

Il en est de même de l'angine de poitrine, qui, elle non plus, n'est pas une maladie définie.

C'est de la même façon encore que l'on peut envisager la migraine des neurasthéniques, bien que beaucoup de migraineux soient des neurasthéniques. La céphalée a, au contraire, la valeur d'un stigmate, c'est-à-dire d'un symptôme propre et d'allure spéciale.

On peut dire du phénomène du doigt mort ce que nous avons dit de la tachycardie permanente, de l'angine de poitrine, et de la migraine : ce sont des symptômes névropathiques fréquents chez les neurasthéniques, ce ne sont pas des manifestations de nature neurasthénique.

LA NEURASTHÉNIE ET LA FAMILLE NÉVROPATHIQUE.

Nous sommes maintenant amené à aborder une

M. Bouveret repousse l'idée de toute endopériartérite, de toute myocardite : il faut dire cependant qu'il n'a pas pratiqué l'examen histologique, ce qui est dans cette observation une grave lacune.

question du plus haut intérêt : les rapports de la neurasthénie et de la famille névropathique.

Qu'est-ce donc que la famille névropathique? [1]

S'agit-il de la *famille* dans le sens que l'histoire naturelle donne à ce mot, ou de la *famille* que crée la parenté entre des êtres issus d'un ancêtre commun ?

Les rapports qui unissent les uns aux autres, les faits observés sont-ils dus à l'hérédité ou à l'analogie de leurs caractères ?

Chacun de ces deux éléments joue un rôle particulier dans la constitution de la famille névropathique. La meilleure façon de le faire comprendre est de montrer, en suivant l'évolution des idées, comment on en est arrivé à la conception actuelle.

Le point de départ a été donné par l'étude de la pathologie mentale.

J. Lucas [2] est le précurseur de cette évolution, il est suivi de près par Trélat, père.

Trélat [3] déclare que « la cause des causes » de l folie, c'est l'hérédité.

Morel a été le véritable initiateur du mouvemen t moderne; il est allé plus loin que ses prédécesseurs dans l'étude et surtout la systématisation philosophique de l'action réciproque de la dégénérescence et de l'hérédité [4].

---

1. Féré, *La famille névropathique.* (Archives de Neurologie.)

2. *Traité philosophique et physiologique de l'hérédité naturelle,* 1856.

3. *Des causes de la folie.* Ann. de méd. psychol., 3e série, t. II, 1856.

4. *Études cliniques et Traité des dégénérescences,* 1857.

Pour lui, les dégénérescences dues à des conditions sociales diverses, en particulier aux intoxications, et surtout à l'alcoolisme, peuvent se transmettre, s'accumuler et s'aggraver par la transmission héréditaire.

Voici comment il s'exprime à propos des maladies mentales :

« Il y a, dit-il, deux grandes classes bien distinctes à établir entre les aliénés confiés à mes soins ; chez les uns, la dégénérescence est congénitale, chez les autres, elle est consécutive. » (Morel.) Ceux-ci pouvant à leur tour engendrer des dégénérés, on voit comment se constituent des familles de dégénérés cérébraux.

La tare mentale irait du reste en s'aggravant de génération en génération, d'après Morel.

« Ainsi, des ascendants se faisant remarquer par l'exagération du tempérament nerveux, donnent le jour à des hystériques, à des épileptiques, des hypochondriaques (à des sujets atteints de grandes névroses). Ceux-ci, les hystériques, les épileptiques, les hypochondriaques procréeront des aliénés ; ces derniers auront pour descendants des imbéciles, des idiots, lesquels, en dernière analyse (natura medicatrix), seront frappés de stérilité. » (Magnan).

On voit qu'ici il ne s'agit plus seulement de la folie, mais aussi des grandes névroses, et même du simple nervosisme, de la simple irritabilité nerveuse : ainsi s'étend le cercle de la famille nerveuse qui ne comprend plus seulement des cérébropathes, mais des névropathes.

Dans le système de Morel, la stérilité est le dernier terme, l'aboutissant ultime de la dégénérescence ; c'est là une circonstance heureuse, puisque l'extension de la dégénérescence se trouve ainsi limitée ; mais elle ne disparaît pas, parce que de nouveaux candidats se présentent, destinés à suivre, eux et leur descendance, la triste filière. « L'élimination des branches desséchées d'un arbre ne suffit pas pour le régénérer lorsque ses racines puisent incessamment dans un sol de mauvaise formation un suc impropre à entretenir la vie dans les extrémités. » (Morel.)

L'alcoolisme, les maladies diverses, les conditions défectueuses de la vie sociale représentent, pour l'espèce humaine, ce terrain de mauvaise qualité.

Morel eut le mérite très grand d'indiquer un certain nombre de stigmates physiques de la dégénérescence. Pour lui, ces malformations étaient comme un reflet de l'âme. Il est sans doute plus simple d'y voir un indice de la malformation générale de l'être. La malformation extérieure devient en quelque sorte un témoin de la malformation intérieure. Parmi ces stigmates, nous pouvons citer : l'asymétrie crânienne, les vices de construction de l'oreille externe, le défaut d'ourlet de son pavillon, l'adhérence de son lobule, l'irrégularité dans l'implantation des dents, les anomalies dans le nombre ou la structure des doigts et des orteils, le bec de lièvre, etc. Ce sont là des indices physiques d'hérédité viciée que ne doivent jamais manquer de rechercher ceux qui s'occupent de l'étude des dégénérescences névropathiques.

Les idées de Morel furent reprises par M. Magnan [1].

Il fit de l'état mental des héréditaires une remarquable étude clinique, sur laquelle nous aurons à revenir avec quelques détails, bien que nous ne devions pas perdre de vue que notre but est ici exclusivement l'étude de la neurasthénie.

En 1886, à la suite d'une communication de M. Falret, qui venait défendre les idées de Morel, eut lieu, à la Société médico-psychologique, une importante discussion, dans laquelle se fit jour l'opinion des principaux médecins aliénistes. Plusieurs objections à la doctrine de la dégénérescence furent présentées.

M. Cotard déclara que l'on devait attribuer une certaine influence aux maladies du jeune âge, qui peuvent, cela se comprend aisément, imprimer au système nerveux une tare indélébile. M. Christian fit ressortir l'influence de l'état biopathologique des parents au moment de la conception : ne sait-on pas que des parents ivres peuvent engendrer un épileptique ?

Pour M. Bouchereau, il faut encore accorder une certaine influence aux maladies de la mère survenues pendant la grossesse, et susceptibles de retentir sur le fœtus.

M. Magnan ne niait nullement l'influence de toutes ces causes ; mais, pour lui, la part la plus large appartenait encore à l'hérédité : elle restait la cause des causes. Il a affirmé ses idées dans des leçons auxquelles nous avons fait allusion déjà ; ses élèves

1. *Leçons de Sainte-Anne*, 1882-1883.

ont, de plus, fait sur ce même sujet des publications inspirées par lui.

L'école de la Salpêtrière a encore étendu le domaine de la dégénérescence ; et M. Féré, dans une étude sur la famille névropathique [1], a cherché quelles sont les relations réciproques des différentes branches de cette famille.

Si l'idée première de Morel était exacte, s'il y avait toujours, dans les progressions de la dégénérescence, la régularité indiquée, la famille des dégénérés ne représenterait pas seulement un groupement de faits nosologiques, mais aussi une succession d'individus unis entre eux par les liens de l'hérédité.

Nous aurions ainsi le tableau suivant :

A. Nerveux (excités, agités, bizarres).

B. Hystériques. Épileptiques. Hypochondriaques.

C. Aliénés.

D. Idiots. Imbéciles. Stériles.

Les aliénés ayant des grands-pères nerveux seraient entre eux comme sont les cousins germains dans une famille ; les idiots et les imbéciles, comme les cousins issus de germains ; la dégénérescence s'arrêterait ainsi après la quatrième génération.

La dégénérescence tend certainement à s'aggraver lorsque les facteurs sont *convergents*, lorsque, par exemple, deux dégénérés sont unis ensemble ; mais, en cas contraire, en cas de *divergence*, il y a souvent un arrêt ou même un retour en arrière. Le fils d'un aliéné peut être, par exemple, simplement un bizarre ; un

1. *Archives de Neurologie*, VI , p.

nerveux quelque peu déséquilibré peut avoir pour frère un idiot, etc.

Si l'on considère que beaucoup de ces tares sont équivalentes entre elles, on voit quelle variabilité clinique présente la famille névropathique ; malgré cela, on peut la subdiviser en trois groupes, en trois branches qui auraient en histoire naturelle le rang de *genres*, ces gen_ res comprenant eux-mêmes des *espèces* différentes.

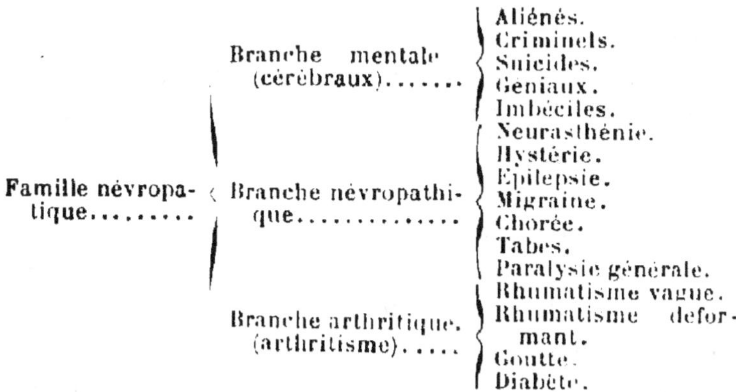

Cette disposition en groupes n'est donc plus basée en première ligne sur la succession héréditaire, par degrés successifs, des accidents névropathiques, et la forme des manifestations observées n'implique pas forcément un rang dans la descendance.

Dans la même famille (dans le sens social du mot), on pourra trouver en même temps des individus qui seront soit des cérébraux, soit des névrosés (hystériques, épileptiques), soit des arthritiques, des goutteux et des diabétiques, par exemple.

La transmission héréditaire de l'état névropathique ne se fait que rarement sous la même forme clinique. Le fils, nous l'avons dit, n'est pas forcément plus malade que son père et son grand-père.

Toutefois il est plus grave, plus menaçant de naître d'individus profondément tarés, que d'individus qui ne le sont que faiblement. Le danger augmente, lorsque les facteurs de dégénérescence se sont accumulés dans les générations précédentes.

Il en résulte que le croisement avec des individus sains eux-mêmes et d'origine pure, est la meilleure condition d'arrêt et de retour en arrière dans la voie de la dégénérescence.

En revanche, les causes de dégénérescence peuvent s'accumuler sur un ensemble de familles et même sur toute une race. La race juive en est un excellent exemple : les faits de névropathie appartenant aux trois branches de notre tableau y sont très fréquents. Depuis des siècles, les descendants des mêmes familles s'allient entre eux en vertu de la dispersion de la race et des préjugés de religion ; les individus issus de ces alliances sont soumis aux mêmes influences sociales et morales. La situation, la profession d'un certain nombre de familles juives les exposent d'une façon particulière au surmenage intellectuel et moral. Il y a là, se développant depuis des siècles, et sous nos yeux encore, comme une grande expérience faite sur tout un peuple. On ne saurait trop méditer l'enseignement que nous donne l'histoire pathologique des Israélites. (Charcot.) La puissance, la valeur, la résistance de la race, malgré

l'accumulation et la longue durée des influences héréditaires et des causes occasionnelles, montre bien que
Morel avait grand tort de faire aboutir les dégénérés à
la destruction par stérilité, au bout de quelques générations, après avoir passé par l'imbécillité.

Les divers états morbides que nous avons énumérés
peuvent coïncider et coïncident souvent chez le même
individu. Le mélange a lieu en proportions très variables.

Ces états morbides, dans une classification naturelle
auraient le rang d'espèces. Sont-ce donc réellement
des *espèces* distinctes?

C'est là une question à laquelle il est bien difficile
de répondre, et qu'il est pour le moment aussi inutile
de chercher à résoudre que la quadrature du cercle.

Hystérie, épilepsie, migraine : ces termes servent
à désigner des états morbides assez différents pour
chacune de ces maladies pour que l'on puisse dire qu'il
y a des hystéries, des épilepsies, des migraines. Toutefois les diverses variétés de ces névroses se ressemblent
plus entre elles qu'elles ne ressemblent aux variétés
diverses des autres névroses. Ce qui fait la spécificité
de ces états morbides, ce sont à la fois ces ressemblan-
ces et ces différences, mais aussi et surtout la communauté dans l'origine et la *parité dans l'évolution*.

Lorsqu'on a posé le diagnostic d'épilepsie, d'hystérie, d'aliénation et qu'on en a déterminé la variété,
on a par là même fixé le pronostic, l'évolution probable dans la mesure du possible : c'est là ce qui importe le plus au médecin, et, pour le moment du moins

le renseignement le plus précieux qu'il puisse demander à la pathologie, lorsqu'il s'agit de maladies dont la connaissance relève exclusivement de la nosographie.

Neurasthénie et dégénérescence. — Quels sont donc les relations de la neurasthénie et de la dégénérescence ?

Indiquer, préciser ces relations, c'est en somme marquer la place, le rang de la neurasthénie dans la famille nerveuse.

Tout d'abord il importe de s'entendre sur la signification du terme : *dégénérescence*.

Ce terme sert à désigner deux choses différentes : l'ensemble des états névropathiques transmissibles par hérédité et, d'autre part, un état particulier de déviation mentale.

C'est surtout le premier sens que lui attribuait Morel, ainsi que nous l'avons exposé plus haut. La dégénérescence héréditaire est le caractère principal de la famille névropathique ; c'est le trait d'union de ses différentes manifestations cliniques. C'est elle, en somme, qui, dans des générations successives, se traduit par des expressions symptomatiques multiformes. Dégénérescence par hérédité, dégénérescence progressive dans les générations successives, ainsi peut se résumer la doctrine de Morel.

M. Magnan attribue encore une importance très grande, primordiale, à l'hérédité, mais il donne un tableau clinique très net et très spécial de l'état mental des dégénérés. Ces malades peuvent se reconnaître à leur façon d'être cérébrale, et même, lorsqu'on ne possède aucun renseignement sur leurs ascendants ou leurs collatéraux, on peut en toute certitude les appeler des dégénérés. Dégénérescence correspond ici à un *ensemble clinique* et à une *évolution particulière* dans le temps.

Les cérébraux dégénérés présentent un grand caractère fondamental, c'est la déséquilibration de leurs facultés. Les facultés intellectuelles sont souvent, chez eux, beaucoup plus développées que les facultés morales : de là, dans leur conduite et leurs tendances, de singulières anomalies.

Cette désharmonie fondamentale est ce qui les caractérise le mieux.

Episodiquement, en quelque sorte, on les trouve sujets à des impulsions, à des obsessions, à des idées fixes de l'absurdité desquelles ils ont conscience. Ce sont de véritables tics moraux auxquels ils ne résistent pas mieux qu'aux tics physiques dont ils sont parfois atteints (maladie des tics de Charcot et Gilles de la Tourette. — Folie du doute avec délire du toucher de Legrand du Saule.)

Enfin le délire, lorsqu'il se montre, apparaît chez eux avec une très grande rapidité. Ce délire n'a pas une marche uniforme, régulière, une évolution qui puisse être prévue d'avance. Son allure est essentiellement incohérente, heurtée, sujette à des paroxysmes successifs, à des ressauts irréguliers et imprévus.

Tout cela forme une espèce clinique parfaitement distincte, bien dégagée par M. Magnan et son école. On la rencontre le plus souvent, mais non toujours, chez les héréditaires ; il faut admettre, en tout cas, que cette dégénérescence peut être aussi le résultat des maladies du jeune âge (Cotard), ou des maladies de la mère pendant la grossesse (Bouchereau).

L'extension de la déséquilibration mentale qui ressort à la dégénérescence est extrême; elle comprend depuis le dégénéré supérieur, qui peut être un véritable génie, surtout un génie partiel, jusqu'à l'idiot et à l'imbécile, en passant par les toqués, les bizarres et les vésaniques vrais.

On peut appliquer cette conception à la neurasthénie, *mutatis mutandis*.

La neurasthénie peut être acquise ou héréditaire. Elle ne se produit sans doute que chez des individus prédisposés; mais parfois les causes occasionnelles jouent un rôle considérable, prépondérant; parfois, au contraire, c'est la prédisposition. Dans le premier cas, il s'agit souvent de formes relativement bénignes, assez facilement curables, de la maladie. Dans le second, la neurasthénie est beaucoup plus grave, beaucoup plus tenace.

La neurasthénie dans la famille névropathique peut être considérée comme *fille* et comme *mère*. Parfois, dans les formes les plus graves, elle est en quelque sorte la fille des états névropathiques observés chez les ascendants du malade : c'est la *neurasthénie héréditaire*. L'hérédité est ici rarement similaire. Le neurasthénique peut être fils d'un diabétique, d'un bizarre, d'un déséquilibré ou d'un aliéné, pour prendre des exemples concrets.

En revanche, si la neurasthénie n'est pas toujours *fille*, elle peut toujours devenir *mère*; toujours, qu'elle soit accidentelle ou héréditaire, elle peut donner naissance à des états névropathiques très variés. Le fils d'un neurasthénique peut être un bizarre, un excité, un goutteux, un épileptique, un migraineux et aussi un neurasthénique.

Dire que la neurasthénie peut toujours être *mère* dans la série névropathique, mais qu'elle n'est pas toujours *fille*; qu'elle peut apparaître dans une lignée jusque-là vierge de tare névropathique, c'est dire, en d'autres termes, que l'on peut entrer dans la névropathie par la neurasthénie, de même qu'on peut y entrer aussi par l'alcoolisme. Le neurasthénique, l'alcoolique peuvent faire au même titre souche de névropathes.

Voyons maintenant quels sont les rapports de la neurasthénie et de la vésanie des dégénérés.

Des *phobies* de divers ordres sont fréquemment observées chez les neurasthéniques. L'*agoraphobie* est une des plus frappantes; c'est elle qui a tout d'abord attiré l'attention. On sait en quoi elle consiste. Les individus qui en sont atteints éprouvent une angoisse extrême lorsqu'ils ont à traverser un grand espace vide, une place publique, par exemple; ils deviennent tremblants leurs jambes fléchissent et refusent de les porter, ils sont pris d'une sueur froide. Aussi préfèrent-ils faire un long détour en rasant les maisons. L'angoisse diminue ou disparaît s'ils sont accompagnés de quelqu'un, parfois même simplement s'ils ont une canne pour se soutenir. Souvent, chez les personnes sujettes à l'agoraphobie, la peur, le vertige des hauteurs, existent également à un degré marqué. Quelques-uns ne peuvent regarder par la fenêtre d'un second ni d'un premier étage. On en a vu refuser obstinément à se loger ailleurs qu'au rez-de-chaussée. Chez quelques-uns, la vue d'une fenêtre ouverte donnait la sensation d'un vide béant, d'un précipice destiné à les engloutir. La *claustrophobie* est le contraire de l'agoraphobie ; ceux qui en sont atteints se sentent mal à l'aise dans une chambre. (Ball.) Etre enfermés, portes et fenêtres closes, leur procure un malaise extrême ; ils ne peuvent respirer, ils ont comme un poids qui les oppresse. Les *phobies* possibles sont nombreuses et variées. J'ai eu récemment l'occasion d'en constater deux curieuses et qui ne sont pas encore classiques ; je les rapporte pour montrer quelle peut être la variabilité, et, pour ainsi dire, la fantaisie possible de ces angoisses morbides. Un médecin nerveux, arthritique, atteint de colite pseudo-membraneuse, ne peut supporter de traverser un tunnel dans un train. Il est pris d'un tel malaise qu'il préfère, même contre son désir et son intérêt, ne pas entreprendre un trajet en chemin de fer, dès qu'il existe sur le chemin à parcourir même un tunnel de courte étendue. Un malade hystérique a peur de l'ombre. Lorsqu'il chemine dans la rue, il évite de franchir soit l'ombre d'un arbre, soit l'ombre d'un reverbère. Il aime mieux faire un détour que de passer outre. Avoir le soleil derrière lui le met dans une situation insupportable qu'il évite en changeant de direction, ne pouvant supporter la vue de son ombre projetée devant lui sur le sol.

Les *phobies*, fréquemment observées chez les neurasthéniques, sont-elles donc un symptôme possible de la neurasthénie, ou l'indice de l'alliage de la neurasthénie et de la dégénérescence ? Pas de doute, comme l'enseigne M. Charcot, lorsque ces phobies, qui ne sont en somme que des espèces d'obsessions ou d'impulsions avec conscience, présentent un degré accentué. En est-il de même dans les cas où les phobies sont peu marquées, dans les cas, par exemple, où elles n'existent qu'à l'état d'inquiétude surmontée après une lutte plus ou moins pénible, mais dont le malade sort vainqueur sans avoir besoin de demander assistance à une personne étrangère ? En est-il de même, par exemple, de l'inquiétude nocturne qu'on observe assez fréquemment chez les neurasthéniques? M. Ballet (comm. orale pense que ces états de phobie peuvent appartenir à la neurasthénie et s'expliquer par elle seule.

Nous nous rangerions volontiers à cet avis parce qu'en somme on peut concevoir que l'inquiétude exagérée, qui constitue les phobies, résulte, chez les neurasthéniques, du simple affaiblissement de la volonté et du contrôle personnel.

Nous côtoyons constamment des dangers que l'habitude et l'éducation nous font oublier dans l'état habituel ; mais la perte de la confiance en soi, si fréquente dans la neurasthénie, peut faire perdre le bénéfice de cette éducation et de cette accoutumance, de là un véritable état de phobie qui tend à se spécialiser sur telle ou telle circonstance de la vie. Cela n'est certainement pas absolument l'équivalent d'une impulsion ou d'une obsession irrésistible.

Il en est de même de l'hypochondrie des neurasthéniques.

Les aliénés mélancoliques ont des craintes absurdes, illogiques, sans raison d'être aucune ; les neurasthéniques hypochondriaques ont, au contraire, des raisons de s'inquiéter, bien qu'ils s'inquiètent outre mesure. Ils voient trop en noir des choses qui existent réellement ; ils les interprètent dans un sens pessimiste. Les aliénés ont de véritables hallucinations mélancoliques ; ils s'attribuent des maladies qu'ils n'ont nullement. La différence est capitale.

Il va de soi que la combinaison est possible entre la neurasthénie et la dégénérescence à forme mentale, c'est là une circonstance qui s'explique souvent par une hérédité plus chargée, plus concentrée et qu'il importe de relever au point de vue du pronostic.

Combinaisons cliniques de la neurasthénie. — Les combinaisons cliniques de la neurasthénie sont fréquentes. Elle se lie souvent soit à *l'arthritisme*, soit aux maladies qui en émanent, le rhumatisme, la goutte, le diabète.

Elle s'unit fréquemment à *l'hystérie* et nous nous sommes occupé à propos de la prétendue névrose traumatique, qui n'est qu'une combinaison ou une superposition de la neurasthénie et de l'hystérie, comme le veut M. Charcot.

De la neurasthénie unie à la *cérébropathie des dégénérés héréditaires*, il vient d'être question, et nous n'y reviendrons pas.

Nous signalerons encore la coïncidence, pas très rare

chez les mêmes sujets, de la *neurasthénie* et de certaines maladies à lésions déterminées de l'axe cérébro-spinal, à la sclérose en plaques, au tabes. (Charcot.)

La neurasthénie unie à certaines déviations morales, unie quelquefois aussi à des qualités intellectuelles, par certains côtés supérieures, c'est là une combinaison que l'idée qu'on se fait à l'heure actuelle de la famille névropathique rend a priori parfaitement réalisable. L'observation la montre assez souvent réalisée.

Nous n'en donnerons qu'un seul exemple, mais un exemple éminent, celui de J.-J. Rousseau.

J.-J. Rousseau a pu être considéré comme un véritable dégénéré (Mœbius) ; on peut invoquer, en faveur de ce diagnostic rétrospectif, le fait d'avoir écrit ses Confessions, l'abandon aux Enfants trouvés des enfants qu'il eut de Thérèse, sa maîtresse et plus tard sa femme, sa tendance à se croire persécuté, les bizarreries nombreuses dont il fait lui-même le récit.

Eh bien ! nous sommes persuadé que J.-J. Rousseau était également un neurasthénique.

Il signale successivement [1] sa faiblesse très grande, a tristesse, sa dyspepsie, ses vertiges, ses étourdissements, ses palpitations, son insomnie, son amaigrissement. Il s'était, à l'époque à laquelle il vivait avec madame de Warens, surmené par un travail excessif. Il faut ajouter à cela peut-être que madame de Warens, voulant compléter son éducation, était devenue a maîtresse et qu'elle était peut-être un professeur trop consciencieux. Dès qu'il eut quitté les Charmettes, il

1. *Confessions*, Edit. Garnier fr. — p. 195 à 227.

se sentit guéri. Tout cela n'est-il pas caractéristique, et n'y a-t-il pas là le récit complet d'une crise de neurasthénie ?

Voltaire était peut-être aussi un neurasthénique ; la chose est moins nette cependant que pour J.-J. Rousseau [1]. Il était arthritique, ainsi qu'en témoignent ses lettres, et dyspeptique [2]. Il fut toute sa vie tourmenté par une constipation des plus rebelles, qui faisait place parfois à des débâcles dysentériformes. La dyspepsie était sans doute, il est vrai, exagérée par l'abus qu'il faisait des purgatifs.

Il ne parle que de sa mort prochaine, et cela pendant plus de 40 ans. Il se qualifie de vaporeux ; il est parfois si faible qu'il ne peut écrire lui-même des lettres, du reste pleines, comme toujours, d'esprit et de vivacité, contradiction assez particulière. Il a de l'insomnie. Le 12 septembre 1755, il écrit en effet des Délices à M. d'Argental : « J'ai pris sur les occupations cruelles, sur les maux qui m'accablent, sur le sommeil que je ne connais guère un peu de temps à la hâte, pour corriger, pour arrondir ce que j'ai pu. »

Neurasthénie et génie, cela pourrait donc servir de titre à l'un des chapitres de l'histoire de la névropathie.

La neurasthénie est chose fréquente, au même titre que la bizarrerie, chez des artistes, des savants, des écrivains qui paient sous cette forme leur tribut à la névropathie et à la dégénérescence. Que de dégénérés

1. Dr Boyer, *Voltaire malade.* Marpon et Flammarion, 1883.
2. Dr J. Seure, *Voltaire dyspeptique.* in *Étude pratique sur les maladies de l'estomac*, 1885.

supérieurs on pourrait trouver parmi des gens qui ont tenu une place éminente dans la politique, dans les sciences, dans les lettres, dans les finances !

Nature de la neurasthénie. — Parvenu au terme de cette étude, nous ne sommes guère plus éclairés sur l'essence même de la neurasthénie. Est-elle une maladie distincte ? est-elle un syndrôme qui relève de causes et de facteurs pathogéniques différents ? a-t-elle un substratum anatomique ou chimique ? Nous n'en savons rien.

Tout ce qu'on a pu faire, c'est de marquer sa place dans la famille névropathique ; c'est quelque chose.

Avoir nettement distingué la neurasthénie, l'avoir extraite de la masse des accidents névropathiques, c'est là un progrès réel.

On peut en résumer ainsi les avantages :

1° On a tracé un tableau fidèle d'un état morbide qui se rencontre fréquemment en clinique ;

2° On lui a reconnu une évolution propre, et, par conséquent, un pronostic particulier ;

3° La connaissance des causes a amené à des méthodes de traitement d'une réelle efficacité.

Cela ne suffit-il pas pour déclarer que ceux qui ont tiré ce type morbide du chaos des névropathies ont fait œuvre utile et méritoire ?

CHAPITRE VIII

Considérations générales. — Les auteurs qui ont, dans ces dernières années, le plus et le mieux étudié la neurasthénie et les neurasthéniques sont d'accord pour donner, dans le traitement, la seconde place aux agents médicamenteux ; c'est surtout à l'hygiène et aux moyens physiques (exercice, massage, hydrothérapie, électricité) qu'ils ont demandé le soulagement et la guérison des malades de cet ordre. Les moyens d'ordre pharmaceutique ne viennent qu'en seconde ligne, beaucoup plutôt dirigés contre quelque symptôme particulier, comme l'insomnie, par exemple, ou la constipation, que contre le principe morbide lui-même.

Deux choses ne doivent jamais être oubliées par les médecins qui ont à soigner cette variété de névropathes :

1° Que le surmenage, et surtout le surmenage cérébral, est, après la prédisposition congénitale, la cause principale de la neurasthénie ;

2° Qu'il y a toujours dans cet état morbide un élément psychique dont il faut tenir compte, et que la première condition pour réussir, c'est que le malade ait dans son médecin une confiance absolue ; qu'il se soumette complètement à lui, sans réserve et sans arrière-pensée de doute ou de révolte.

Le premier point est évidemment de supprimer la cause occasionnelle de la neurasthénie, et il faut donner ici à cette expression son sens le plus large et le plus compréhensif.

La cause peut être un travail intellectuel excessif, des préoccupations vives, des chagrins de divers ordres : les possibilités sont variables à l'extrême. C'est au médecin de faire le plus intimement possible connaissance avec son malade. Il doit savoir en quoi consiste *réellement* le surmenage dans chacun des cas particuliers soumis à son observation et à son intervention. Souvent, on le comprend, une conversation banale avec un malade qui se défie et ne se livre pas tout entier ne suffit pas ; il sera souvent nécessaire de causer du mari avec la femme, de la femme avec le mari ; de prendre des renseignements près des proches et des amis. Tout cela, parfois d'une grande simplicité, peut être à l'occasion singulièrement délicat, et cette enquête, pour être menée à bien, pour ne blesser aucune susceptibilité, demande parfois beaucoup de tact et de patience.

Il ne faudra quelquefois pas moins de tact et d'habileté pour conseiller le malade et lui faire comprendre quel est son intérêt. Si, bien des fois, la cause principale de surmenage peut être écartée, bien des fois aussi, il n'est au pouvoir de personne de la faire cesser ; ainsi,

lorsqu'il s'agit de peines morales, de pertes irrépara-
bles, d'irrémédiables bouleversements dans la situation
sociale. En cas semblable, le médecin doit agir avec la
sollicitude d'un véritable ami, tout en conservant l'autorité qui convient à son rôle. Inutile d'insister davantage sur ces considérations générales.

Abordons maintenant le second point. Le neurasthénique doit être en quelque sorte dans la main de son
médecin. Il doit, en ce qui concerne son traitement,
subordonner complètement sa volonté à celle de son
médecin. Cela n'est pas toujours facile à obtenir. Les
neurasthéniques ont la plus grande tendance à rai-
sonner eux-mêmes leur maladie, à l'étudier, à la systé-
matiser. Beaucoup plus que les autres malades, ils
cherchent un médecin qui abonde dans leur sens et
leur ordonne le traitement auquel ils avaient eux-
mêmes déjà pensé d'une façon plus au moins précise.
D'autre part, ils changent volontiers de médecin ; soit
qu'ils désespèrent trop vite du résultat rêvé et qu'ils
veuillent essayer d'une méthode nouvelle, soit encore
qu'ils choisissent dans les diverses ordonnances qu'ils
ont payées plus ou moins cher, celles des prescriptions
qui leur conviennent le mieux. Ils arrivent ainsi, tout
en consultant d'excellents médecins, à ne pas obtenir
leur guérison, ni même une amélioration durable, parce
que personne n'a le temps de les suivre et de passer
outre aux tâtonnements qu'on est si souvent obligé de
faire au début d'un traitement et surtout d'un traitement de cet ordre.

Souvent aussi, dit M. Vigouroux, bien placé pou

connaître les malades de cette catégorie, ils se mettent en même temps entre les mains de plusieurs spécialistes. L'un les soigne pour leur estomac, l'autre pour leur utérus ou leur vessie, l'autre enfin les électrise. Il en résulte qu'il n'y a pas d'unité, pas d'ensemble dans le traitement suivi.

Qu'on ne croie pas que cette tendance à la mobilité et au changement appartienne exclusivement aux malades riches. Dans les hôpitaux de Paris, on rencontre un grand nombre de neurasthéniques qui parcourent les divers services les uns après les autres, qui courent les consultations des divers médecins. La même tendance se retrouve dans un milieu social différent; elle est inhérente à l'état morbide lui-même.

Il faut donc que le médecin cherche à gagner la confiance pleine, entière de ses malades. Avec eux, il ne faut pas transiger. Il convient de leur rendre confiance dans leurs forces, dans les ressources de leur organisme, espoir dans leur guérison; il ne faut pas craindre de leur expliquer pourquoi on leur conseille telle ou telle chose, mais il faut, sans raideur naturellement, affirmer son autorité.

C'est là de la bonne et saine suggestion qui ne comporte aucun danger, qui ne peut avoir que des avantages. C'est, à notre avis, la seule dont il soit permis d'user chez les malades neurasthéniques, et nous pensons qu'il peut ne pas être sans inconvénient sérieux d'essayer sur eux l'influence de l'hypnotisation.

Elle échouerait sans doute chez ceux qui ne sont que purement neurasthéniques. Chez les autres, elle pourrait provoquer un détraquement cérébral qui serait loin d'être un progrès.

On n'a guère le droit d'user de la suggestion hypnotique que dans des cas graves d'hystérie, pour guérir des attaques convulsives, des paralysies, des contractures, par exemple.

Prophylaxie. — Hygiène et Climatothérapie. — Hydrothérapie. — Électricité. — Traitement de la dyspepsie. — Isolement. — Traitement pharmaceutique.

Prophylaxie. — Dans quelle mesure est-il permis de parler de prophylaxie quand il s'agit de neurasthénie ? Quand il y a eu déjà des attaques, l'hygiène recommandée devient véritablement prophylactique ; mais nous voulons parler d'autre chose.

La grande cause, la cause fondamentale de la neurasthénie, c'est l'hérédité, c'est la prédisposition névropathique. Dans ces conditions, il n'est pas illogique d'affirmer que certains individus prédisposés, d'une hérédité chargée, qui ont déjà donné des signes de névropathie, devraient être détournés de certaines études, de certaines professions, de certaines entreprises, de certaines carrières qui demandent une grande dépense de forces nerveuses et une grande résistance morale. C'est là un sujet qu'il est bien difficile, on en conviendra, de traiter d'une façon plus précise.

Dans quelle mesure doit-on conseiller le mariage aux neurasthéniques ? Cette question que nous posons ici, sous la rubrique prophylaxie, y trouve assez naturellement sa place, mais on peut l'envisager aussi à d'autres points de vue. On peut se demander quel élément de sécurité, de bonheur, de repos, le mariage pourra donner aux neurasthéniques Ici nous voulons seulement poser une question différente, celle de la transmission héréditaire des maladies nerveuses. Au point de vue social, le mariage des épileptiques et des aliénés est une chose déplorable, puisqu'il doit engendrer des irréguliers, des dégénérés, des gens qui auront de grandes chances d'être soit une charge, soit un danger pour la société.

Peut-être pourrait-on juger la question tout aussi sévèrement lorsqu'il s'agit des grands neurasthéniques : des neurasthéniques qui ont en même temps des phénomènes véritablement vésaniques. Pour les autres, il est naturel de ne leur permettre le mariage qu'après une période suffisamment prolongée d'amélioration marquée ou de guérison.

Hygiène et climatothérapie. — L'hygiène peut beaucoup pour les neurasthéniques. Nous indiquerons plus loin quelle doit être, dans ses traits généraux, l'hygiène spéciale des dyspeptiques névropathiques. Ici nous n'envisagerons que l'hygiène générale.

Elle consistera d'abord dans la suppression des causes occasionnelles de l'épuisement nerveux ; suppression du surmenage, des veilles, des excès de tout ordre. On cherchera à établir la variété dans les occupations, obtenir par exemple que l'industriel, le commerçant, le banquier se décharge sur quelqu'un de la surveillance des opérations de sa maison ; qu'il évite les entreprises par trop fatigantes, trop hasardeuses ; que le savant, l'artiste consacre moins de temps à son travail, qu'il ne passe pas ses nuits à écrire, à composer, etc., etc.

Aux uns, il faut recommander l'exercice, aux autres le repos; Beard a été un des premiers à le déclarer formellement. Mais quels sont ceux auxquels convient l'exercice, ceux auxquels convient le repos?

Il ne faut pas oublier que, dans la neurasthénie, on constate assez souvent des alternatives d'excitation et de dépression, la dépression finissant toujours par l'emporter. Chez les uns, il y a une succession incessante de ces alternatives; chez les autres, il y a des périodes plus prolongées d'irritation ou de faiblesse. Il faut naturellement tenir compte de ces combinaisons diverses, qui font les neurasthéniques si dissemblables, bien qu'on puisse les classer dans un nombre assez restreint de formes cliniques. Il faut, en tout cas, ne pas faire prédominer les moyens calmants dans les périodes de dépression et *vice versâ*.

L'exercice convient surtout dans la *cérébrasthénie*, lorsqu'il il y a impuissance au travail, insomnie, céphalée; il convient surtout dans les formes légères, et surtout lorsque la neurasthénie a été produite par un surmenage passager. Il en est ainsi par exemple chez les jeunes gens qui ont passé des examens, préparé et subi des concours. L'exercice convient alors merveilleusement pour amener la guérison : la gymnastique, la chasse, etc., sont alors parfaitement indiqués. Récemment, on a recommandé l'usage du bicycle ou du tricycle. Cet exercice a évidemment l'avantage de procurer d'agréables promenades, d'ajouter au travail musculaire la volupté de la course rapide et du déplacement, mais il ne convient pas à tout le monde.

Quel que soit le genre d'exercice auquel on donne la préférence, il faut en tout cas recommander un entraînement progressif, et éviter ainsi que le surmenage physique vienne se substituer au surmenage intellectuel : on pourrait s'en fort mal trouver.

Le repos sera au contraire prescrit à ceux qui ont des phénomènes d'épuisement très marqués, à ceux chez lesquels prédomine nettement la *myélasthénie* avec faiblesse générale, et surtout faiblesse presque parétique des membres inférieurs. Il sera prescrit aussi à ceux qui ont une forme grave de dyspepsie, à ceux qui se trouvent plongés dans un véritable état d'inanition, sinon de cachexie. L'exercice ne sera repris que plus tard, progressivement, à doses prudemment mesurées et prudemment réparties. C'est, du reste, là, un des éléments de la méthode de Weir-Mitchell, dont nous nous occuperons tout à l'heure.

Les déplacements et les voyages — ces mots ne sont pas synonymes — pourront être utiles.

Les neurasthéniques de la ville — et ils y sont beaucoup plus fréquents qu'à la campagne — seront envoyés en villégiature. C'est là un simple déplacement à l'usage de ceux qui ne peuvent pas supporter les voyages, ou qui ont des raisons particulières de ne pas voyager. On ne peut pas, du reste, voyager constamment. Ce changement de milieu, cet éloignement du centre d'activité dans lequel on vit habituellement, est un des éléments les plus importants de la climatothérapie. Combien de stations balnéaires, d'eaux minérales indifférentes qui lui doivent le plus clair de leur succès?

Les voyages pourront être utiles chez ceux qui ont eu des chagrins, des inquiétudes prolongées; chez ceux que d'autres méthodes ont déjà nettement améliorés; mais il convient de ne les permettre qu'avec prudence. La société dans laquelle ils se font est loin d'être indifférente; cela, on le conçoit, pour bien des raisons. Faut-il prescrire de préférence la mer ou la montagne? La mer parait peu convenir à ceux qui ont des tendances arthritiques manifestes, à ceux qui présentent une tendance à l'irritabilité. Les hautes altitudes réussissent mal à ceux qui ont des phénomènes cardiaques, des palpitations, l'arythmie, une pression artérielle insuffisante. En dehors de ces conditions, le séjour dans la montagne est souvent utile.

En général, les neurasthéniques sont frileux et désagréablement impressionnés par le froid, ce qui peut s'expliquer par l'excitabilité de leur système vaso-moteur. Les climats chauds conviennent aux neurasthéniques (Beard), ils s'y trouvent beaucoup mieux que dans les climats tempérés. Aux Européens donc, il faudrait recommander de passer l'hiver dans le sud de la France, en Italie et en Algérie.

Il est bon d'ajouter qu'on ne peut guère donner en climatothérapie de règles absolues, à l'usage des névropathes. Souvent, avec eux, c'est le cas de le dire, il faut prudemment tâter le terrain, et étudier, par expérience, l'influence de tel ou tel milieu.

Hydrothérapie. — L'hydrothérapie est très utile à beaucoup de neurasthéniques. Il convient cependant de ne pas la leur prescrire d'une façon banale et uniforme. On peut obtenir par son emploi des actions exactement opposées, obtenir un effet calmant ou excitant.

C'est ainsi que l'hydrothérapie chaude ou tiède (bains et douches) peut être utile aux excités et à ceux qui sont surtout tourmentés par l'insomnie.

D'autre part, il n'est pas toujours possible, et il n'est jamais prudent de soumettre d'emblée, sans transition, les malades aux douches froides en jet. Souvent il convient de les y amener, de les y habituer progressivement par des pratiques plus simples et moins aggressives : enveloppements froids, lotions froides et frictions. On peut aussi, suivant la température et la pression de l'eau, obtenir des effets tout à fait opposés d'excitation, de tonification et de dépression par l'usage des douches en pluie et des douches en jet. Il importe de ne pas l'oublier, et il convient que les malades soient confiés à des doucheurs expérimentés, capables de se rendre compte du but cherché, de l'indication principale (exciter ou calmer), et capables de l'atteindre en variant habilement le maniement de la gamme hydrothérapique.

Électricité. — L'électrisation serait, d'après M. Vigouroux[1], la méthode la plus importante de traitement de la neurasthénie, celle qui, une fois la cause suppri-

1. R. Vigouroux, *Note thérapeutique; traitement de la neurasthénie par la franklinisation* (électrisation statique).

mée, serait le mieux capable d'en faire disparaître les symptômes. Ces bons effets sont surtout obtenus par l'électrisation statique ou franklinisation. Cette méthode consiste essentiellement à mettre le malade, placé sur un tabouret isolant, en communication avec une machine à roue produisant une quantité d'électricité suffisante pour remplacer celle que le patient perd incessamment par la surface de son corps.

Le malade, ainsi isolé du sol, est mis en communication avec le pôle négatif d'une machine Carré ou d'une machine Wimshurst à grands plateaux. Les plateaux des machines employées à la Salpêtrière ont 70 centimètres.

Plusieurs manœuvres peuvent être mises en œuvre pour modifier ou localiser l'action de l'électrisation.

Dans le simple bain *électrique*, le corps du malade reste en permanence chargé d'électricité négative; la machine remplace celle qui s'échappe incessamment.

Le *souffle électrique* est obtenu en approchant du corps du malade, à 10 ou 15 centimètres, une pointe métallique, mise en communication avec le sol. Il n'y a ainsi ni aigrette, ni étincelles.

Le souffle électrique serait le meilleur moyen de combattre la céphalée neurasthénique.

On peut tirer des *étincelles*, en approchant une tige métallique émoussée ou terminée par une boule du corps du malade. On combat ainsi la parésie musculaire et aussi la parésie intestinale. Il suffit le plus souvent de tirer une série d'étincelles de la fosse iliaque gauche pour obtenir une selle à bref délai. Enfin,

par ce même moyen, on produit une excitation cutanée qui peut être utile dans certains cas.

L'aigrette lumineuse s'obtient, comme le souffle électrique, à l'aide d'une pointe métallique, mais d'une
pointe métallique plus rapprochée du corps. Elle serait tantôt sédative et tantôt excitante. (Vigouroux.)

La *friction électrique* s'effectue en passant plus ou
moins rapidement une tige métallique, mise en communication avec le sol, sur les vêtements du malade
franklinisé, en ayant soin d'appuyer. (Vigouroux.) Il
se produit ainsi à travers les vêtements, surtout les
vêtements de laine, une série de petites étincelles.
C'est un moyen d'excitation excellent pour combattre
les diverses manifestations de la myélasthénie et aussi
les pertes séminales.

Depuis qu'il emploie la franklinisation, M. Vigouroux déclare qu'il ne considère plus la neurasthénie
avec spermatorrhée comme une forme grave et incu-
rable.

La *faradisation* et la *galvanisation* seraient, d'une façon
générale, beaucoup moins utiles que la franklinisation.
Cependant M. Vigouroux accorde quelque valeur à la
faradisation générale de Beard et Rockwell, et il déclare, d'autre part, que la faradisation et la galvanisation peuvent rendre des services dans certaines conditions, pour combattre certains éléments morbides,
en premier lieu la céphalée. D'après la loi de Holst, il
faudrait employer le pôle positif quand il y a hypé-
rémie cérébrale, le pôle négatif en cas contraire.
Comme il est souvent difficile de savoir s'il y a con-

gestion ou anémie, on est obligé de tâtonner. La faradisation serait préférable à la galvanisation.

Traitement de la dyspepsie des neurasthéniques. — Dans les formes légères, qui appartiennent exclusivement à la dyspepsie nervo-motrice, flatulente le plus souvent, avec ou sans hypochlorhydrie, il suffit souvent de faire disparaître les causes de la névropathie, d'avoir recours à l'hydrothérapie ou à l'électrisation, pour voir disparaître les phénomènes dyspeptiques. Cependant il convient souvent aussi de les combattre par une intervention spécialement dirigée contre eux.

Un point important est de faire disparaître la constipation, fréquente en cas semblable : il faut pour cela recommander le massage de l'abdomen, les lavements huileux ou glycérinés, les laxatifs légers. Quand il y a colite chronique avec selles muco-membraneuses, ce qui convient le mieux, c'est l'huile de ricin à petites doses répétées, que l'on peut donner sous forme de capsules.

Nous avons dit déjà que, par certaines pratiques de franklinisation, on peut provoquer des évacuations abdominales. Le massage de l'abdomen est aussi un bon procédé; il doit être pratiqué en suivant la direction du côlon, de la fosse iliaque droite vers la fosse iliaque gauche, du cœcum à l'S iliaque. On a conseillé aussi de faire mécaniquement ce massage, en roulant sur l'abdomen une boule de bois revêtue d'une enveloppe de flanelle.

Dans le régime que l'on prescrira aux dyspeptiques de cet ordre, il faut exclure tous les aliments fortement épicés, le gibier à viande noire, le gibier faisandé, les mets de haut goût, les légumes et les fruits verts. Il faut aussi supprimer l'usage des liqueurs fortes et du vin rouge. On conseillera le vin blanc coupé de 2/3 d'eau, ou la bière légère, en particulier la petite bière parisienne.

Dans les cas plus accentués, on conseillera de boire chaud aux repas : grog léger chaud, thé chaud. Une excellente chose également, dans bien des cas, c'est de faire prendre, environ une demi-heure ou 20 minutes avant le repas, un grand verre d'eau de Vichy bien chaude, aussi chaude que possible. La chaleur paraît, dans ces conditions, exciter la contractilité de la fibre musculaire lisse des tuniques stomacales, et le bicarbonate de soude, à faible dose, excite la sécrétion de l'acide chlorhydrique.

En cas semblable, quand surtout il y a un ballonnement marqué de l'abdomen, je fais souvent prendre deux ou trois pastilles d'ipéca après chaque repas, à une demi-heure d'intervalle l'une de l'autre. C'est dans le but d'exciter la contraction des parois gastro-intestinales.

Lorsqu'il y a tendance à la stase et à l'hyperacidité, il faut donner de l'HCl, et pratiquer le lavage de l'estomac. On peut aussi donner à l'intérieur de l'eau boriquée saturée pour combattre les fermentations gastriques.

En cas de grande dilatation, le régime sera plus sévère, et l'on aura recours méthodiquement aux lavages de l'estomac.

L'hyperchlorhydrie appelle un traitement particulier dont nous nous contenterons de rappeler les principes : ramener au minimum l'excitation de l'estomac, donner une alimentation relativement peu riche en féculents, et saturer par des alcalins à haute dose l'acide en excès.

Méthode de Weir-Mitchell. — Weir-Mitchell est l'auteur d'une méthode de traitement de la neurasthénie qui peut, dans certains cas graves, assez exceptionnels il est vrai, rendre de très grands services. Elle a été exposée dans un ouvrage traduit en français [1] ; d'un autre côté, M. Bouveret, qui en est grand partisan, l'a décrite, dans son livre, d'une façon très complète. Il sera donc facile d'en trouver les prescriptions diverses exposées en détail. Nous nous contenterons ici d'un résumé général, parce que nous pensons que ce procédé de traitement, pour des raisons multiples, n'est applicable qu'à un nombre de cas assez restreint.

Cette méthode comporte les éléments suivants : l'isolement, le repos, le massage, l'électricité, le régime diététique. En la préconisant, son auteur avait surtout en vue de soigner les cas graves caractérisés par un affaiblissement très grand, de l'anorexie marquée. Les malades qui ne s'alimentent plus suffisamment en arrivent en effet à un état accentué de maigreur et finissent par tomber dans une véritable cachexie. Ce sont des cas de ce genre, qu'à l'exemple de M. Debove,

1. *Du traitement méthodique de la neurasthénie,* Trad. O. Jennings, Paris, 1883.

il m'est arrivé de traiter avec succès par le gavage
avec la sonde gastrique.

Reprenons les uns après les autres les divers éléments
de la méthode de Weir-Meitchell.

Isolement. — Le malade, — plus souvent encore la
malade, car ce procédé s'applique surtout à la neurasthénie féminine, et l'auteur n'avait guère en vue que
des femmes, — la malade est séparée complètement
du milieu dans lequel elle vit habituellement. On l'installe dans un appartement nouveau ou dans une des
chambres d'une maison de santé. Jusqu'à sa guérison,
jusqu'à ce que tout au moins elle présente un degré
suffisant d'amélioration, elle ne recevra plus d'autre
visite que celle de son médecin. Toute correspondance
écrite sera même supprimée.

Le choix de la garde-malade est des plus importants :
il faut trouver un phénix, une femme d'esprit agréable,
mais suffisamment ferme, capable de faire du massage,
de faire la conversation et la lecture, de diriger la
cuisine. Cette garde, ou les deux gardes au besoin, seront, avec le médecin, les seules personnes que verra
la malade.

Cette séquestration médicale a donné à M. Charcot
d'excellents résultats dans le traitement de l'hystérie,
et en particulier de l'anorexie hystérique grave. Certaines hystériques, on le sait, déclarent qu'elles ne
peuvent plus ou ne veulent plus manger, et elles en
arrivent parfois à un degré d'inanition menaçant pour
leur existence. L'isolement méthodique est venu main-
tes fois à bout de ces cas graves.

Son grand avantage est d'enlever la malade à un milieu dans lequel elle trouve des complices inconscients de son aberration mentale. D'autre part, dans un milieu nouveau, l'influence du médecin devient bien plus grande ; et le fait même de cette séparation a un effet psychique d'une grande puissance.

Repos. Voici donc la neurasthénique installée. Au début, on la condamne à un repos absolu. Elle ne doit pas se lever. Weir-Mitchell même allait jusqu'à faire manger les malades. Plus tard on lui permettra, par degrés, de s'asseoir, de se lever, de rester debout un temps plus ou moins considérable, puis enfin de sortir.

Le traitement dure des semaines et des mois.

Massage et électricité. — Le *massage* et *l'électricité* sont destinés à remédier aux inconvénients de cette immobilité presque complète. Le système musculaire est ainsi exercé alors que le système nerveux central reste dans le repos le plus absolu.

Régime alimentaire. — Le régime alimentaire tenait une grande place dans les préoccupations de Weir-Mitchell ; il devait aboutir à une véritable *suralimentation.* Au début, pendant quelques jours, diète lactée absolue, puis petit à petit, progressivement, on ajoute de la viande, du pain, de la graisse, beaucoup de graisse. Le lait est continué comme boisson. Au bout de dix jours, on amène la malade à faire trois repas par jour, tout en continuant à boire deux litres de lait.

Le but de Weir-Mitchell était de faire faire à ses malades de la graisse et du sang. Les maigres, il les engraissait d'emblée, si possible ; quant aux grasses, il cherchait tout d'abord à leur faire perdre du poids pour leur en faire regagner ensuite : elles devaient perdre leur mauvaise graisse, suivant l'expression populaire.

Cette méthode sévère est certainement indiquée dans un certain nombre de cas, lorsqu'il y a un trouble mental très grand, et un véritable danger d'inanition, de dépérissement par insuffisance d'alimentation. Ce sont là des faits relativement rares.

En tout cas, les succès obtenus montrent de la façon la plus nette combien importent certains éléments psychiques pour la guérison de certains malades. On a vu des femmes qui ne pouvaient plus se lever, qui restaient en permanence dans leur lit où elles dépérissaient, complètement guéries après un traitement de quelques mois, assez pour reprendre leurs occupations habituelles et vivre de la vie commune. Cela montre l'influence du milieu et l'importance de la confiance absolue dans le médecin.

L'idée de la suralimentation est aussi une idée excellente. Le procédé par lequel Weir-Mitchell l'a réalisée n'est pas le seul que l'on puisse employer.

Ceux qui voudront bien y réfléchir trouveront dans le succès de la méthode de l'isolement, du massage et de la suralimentation, un profitable enseignement.

Traitement pharmaceutique. — Peut-être n'est-ce pas sous ce titre qu'il faut ranger *l'injection sous-cutanée des substances de nature animale* que l'on a proposée depuis quelques années déjà.

On sait quel bruit ont fait, dans la presse **extra-médicale** surtout, les injections sous-cutanées d'extrait aqueux de testicule de cobayes ou de lapins, préconisées par M. Brown-Sequard. Il faut bien dire que la plupart des médecins n'ont vu là qu'un procédé de suggestion ou d'autosuggestion, puisque c'est sur lui-même que l'auteur de la méthode avait constaté l'efficacité de son remède.

De son côté, M. Constantin Paul a proposé de faire des injections sous-cutanées d'une solution aqueuse de cervelle de mouton. Il en aurait obtenu de bons résultats chez certains névropathes, des tabétiques, des neurasthéniques, etc.

L'idée commune à ces deux méthodes, c'est qu'on peut trouver dans les tissus animaux une sorte d'essence de virilité, une leucomaïne tonique, susceptible de produire, à doses extrêmement faibles, autant d'effet utile que peuvent en produire de mauvais les ptomaïnes morbides et toxiques.

Nous ne cacherons pas notre scepticisme. Nous ne pouvons cependant pas dire qu'il n'y ait rien d'utile dans cette pratique. Elle appelle une expérimentation de contrôle impartiale, méthodique et aussi objective que possible.

Les *substances médicamenteuses* employées contre la neurasthénie sont très nombreuses ; dans la table du livre de Beard [1], nous trouvons l'énumération suivante :

1. Edition Rockwell, New-York, 1868, p. 21.

arsenic, cannabis indica, caféine, coca, sels de zinc, duboisine, eucalyptus, bromures, chloral, alcool, acides minéraux, huile de foie de morue, phosphates, koumis, opium, strychnine, métaux. L'énumération n'est pas complète.

Certains de ces médicaments sont des toniques généraux, comme le fer, le quinquina, la kola. Encore ce dernier semble-t-il devoir son action à la caféine, qui trouve surtout son indication dans l'affaiblissement de l'action du myocarde.

M. Charcot ordonne très souvent le fer sous forme de teinture de Mars. Dix gouttes dans un demi-verre d'eau, deux fois par jour, au milieu du repas. M. Hayem préfère, chez les anémiques, les chlorotiques surtout, se servir du protoxalate de fer ; on pourrait également le prescrire aux neurasthéniques chez lesquels l'anémie présente un degré appréciable.

La kola paraît aussi chez eux de quelque utilité ; plusieurs se trouvent remontés, tonifiés par son emploi.

L'usage et l'abus des préparations, surtout des préparations alcooliques de quinquina, peut avoir sur la digestion stomacale une déplorable influence. Le mieux est encore de s'en abstenir. Ici comme ailleurs l'alimentation est le véritable agent tonique ; en cas de besoin, il ne faut pas hésiter à avoir recours à la suralimentation ou au gavage. On rompt ainsi un véritable cercle vicieux : l'inanition relative augmente la névropathie qui augmente l'anorexie.

Weir-Mitchell prescrit volontiers l'huile de foie de morue à haute dose chez les malades qu'il veut engraisser ; encore faut-il qu'elle soit bien supportée et que son usage ne diminue pas l'appétit.

Souvent on a fait appel aux calmants de divers ordres, surtout pour combattre l'insomnie. Il vaut mieux chercher à s'en passer ; ils ont tous des inconvénients.

Pour obtenir le sommeil, on conseille souvent soit le chloral, soit le sulfonal. Ce dernier aurait moins d'inconvénients que le chloral. On a conseillé aussi le cannabis indica, qui produit quelquefois en effet de bons résultats. On peut donner l'extrait gras en potion à la dose de 0,02 à 0,03 centigr. A notre avis, il ne faut pas aller au-delà, et le faire prendre en plusieurs fois par prises suffisamment espacées.

L'association de l'extrait de cannabis au chloral et au bromure est quelquefois utile et bien supportée ; c'est la base d'une spécialité américaine connue.

L'usage, en tout cas, ne doit pas en être prolongé.

L'opium en général convient peu aux neurasthéniques ; ils y sont quelquefois sensibles à l'excès.

Quant aux piqûres de morphine, il vaut mieux les leur refuser, à cause de la facilité avec laquelle ils deviennent morphinomanes.

En somme, d'une façon générale, moins on donnera de médicaments aux neurasthéniques, mieux cela vaudra. Il ne faut jamais oublier d'autre part qu'avec la gent névropathique il convient d'agir avec

prudence, de tâter le terrain, de ne donner que de
faibles doses au début à cause de la susceptibilité très
grande que certains de ces malades présentent aux
agents toxiques. En agissant autrement, on s'expose-
rait inutilement à des surprises désagréables.

TABLE DES MATIÈRES

		Pages
CHAPITRE	I. — Préambule. — Définition. — Historique.	1
—	II. — Étiologie	15
—	III. — Tableau général. — Séméiologie. — Formes cliniques	34
—	IV. — Évolution, pronostic	122
—	V. — Diagnostic	125
—	VI. — Pathogénie	132
—	VII. — Les frontières de la neurasthénie. — La neurasthénie dans la famille névropathique	163
—	VIII. — Traitement	190

Châteauroux. — Typ. et Stereotyp. A. Majeste.